北京协和医院　　张抒扬　吴沛新

组织编写　　　　主编

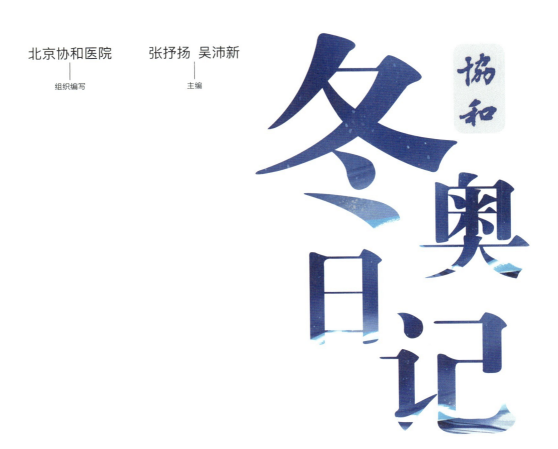

科学普及出版社

·北　京·

编委会名单

内容提要

　　虎年新春，第二十四届冬季奥林匹克运动会和第十三届冬季残疾人奥林匹克运动会圆满成功。从"北京欢迎您"到"一起向未来"，北京成为第一座既举办了夏季奥运会又举办了冬季奥运会的"双奥"城市。刚刚度过百岁华诞的北京协和医院，也随之成为"双奥"医院。从 2014 年参与申奥，到 2021 年成为冬奥保障定点收治医院，从 7 年的精心筹办到 30 余天的赛时保障，北京协和医院严格选拔了 128 名技术精湛的医务人员，承担医疗保障各项任务，共同书写了精彩绝伦的 2022 冬奥国家记忆。本书汇集了协和冬奥会、冬残奥会医疗保障团队成员撰写的日记及文稿，分为"胸怀大局：做好赛前准备""迎难而上：精心救治患者""追求卓越：盘点冬奥财富""自信开放：奥运精神不朽""共创未来：友谊跨越山海"五个篇章，讲述了冬奥故事，弘扬了协和文化，展现了新时代协和人心怀"国之大者"，勇担历史使命，在奋斗征途中活力迸发、积极向上的精神和力量。本书还精选了 120 余幅精美图片，带领读者重回一个个冬奥会、冬残奥会医疗保障现场，可供广大运动医学爱好者、协和历史爱好者及重大活动保障管理者阅读、收藏。

前　言

2022 年，北京冬奥会、冬残奥会成功举办。这是 COVID-19 疫情以来首次如期举办的全球性体育盛会，我国各族人民和海内外中华儿女全情投入、热情参与，向世界奉献了一届简约、安全、精彩的奥运盛会，全面兑现了对国际社会的庄严承诺，赢得了全世界的高度赞誉。

习近平总书记强调，从 2008 年的"同一个世界，同一个梦想"到 2022 年的"一起向未来"，中国积极参与奥林匹克运动，坚持不懈弘扬奥林匹克精神，是奥林匹克理想的坚定追求者、行动派。面对新冠疫情的严峻挑战、国际体育政治化的逆流等不利因素，坚持党的集中统一领导，是北京冬奥会、冬残奥会成功举办的根本保障。

在这场举国关注、举世瞩目的冰雪盛会中，北京协和医院作为北京市冬奥保障定点收治医院，组建了一支由 128 名医务人员组成的"医疗国家队"，承担起冬奥会、冬残奥会的六大医疗保障任务。这是一次全院总动员的保障工作，也是对协和重大活动保障体系的一次大考。从冰雪赛场到奥林匹克大家庭住地，从开幕式和闭幕式现场到医院冬奥病房，全体协和人心怀"国之大者"，坚持绝对忠诚的政治品格和极端负责的工作作风，用实际行动践行着"严谨、求精、勤奋、奉献"的协和精神，也用辛勤的汗水和精湛的医术收获了跨越山海的友谊。

协和人在冬奥医疗保障工作之余，将所思所想、所见所感以"日记"的形式记录下来，既是对这场国际体育盛会的见证，也是对冬奥光荣与梦想的致敬。翻开这本书，可以看到从参加冬奥申办主题陈述到冬奥圣火缓缓熄灭，协和人与冬奥跨时七年的缘分；可以看到中国第一支滑雪医生团队在零下 30℃的环境中提供高难度极限救援，用冰雪上的"凌波微步"展现中国医者的风采；可以看到协和冬奥医疗保障团队科学规范的救治流程、高效优质的医疗服务、国际化的职业素养、有温度的人文关怀。协和的医疗保障工作"展现了中国水平、体现了中国温度"。

奥林匹克运动承载着人类对和平、团结、进步的美好追求。2022 北京冬奥会、冬残奥会的成功举办，向世界传递了不惧困难、战胜疫情的宝贵信心，为构建人类命运共同体提供了生动注解。奥林匹克之光，不仅闪耀在冬奥赛场，也照亮着每一个人的奋进之路。"胸怀大局、自信开放、迎难而上、追求卓越、共创未来"，全体协和人将以北京冬奥精神为激励，在新时代的征程上，奋力谱写医疗卫生事业高质量发展新篇章，为建设健康中国、实现中华民族伟大复兴的中国梦贡献力量！

2022 年 11 月

目　录

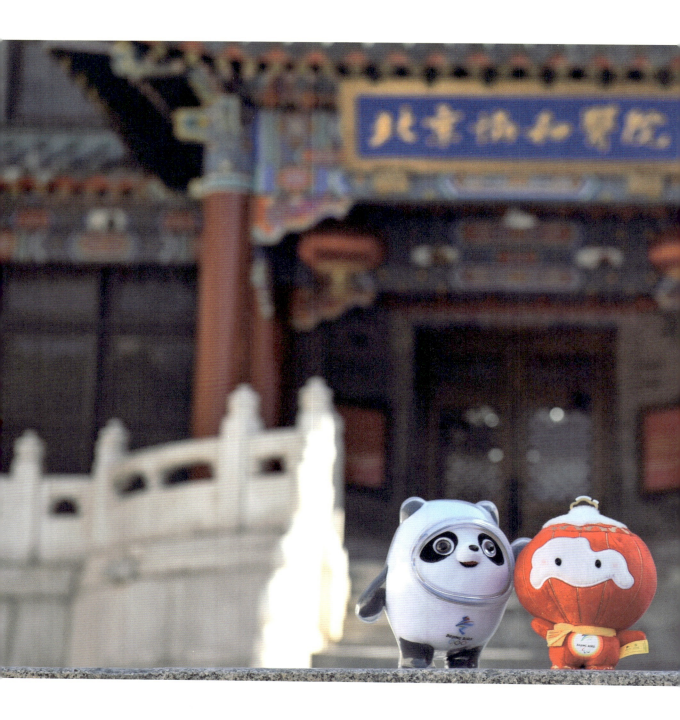

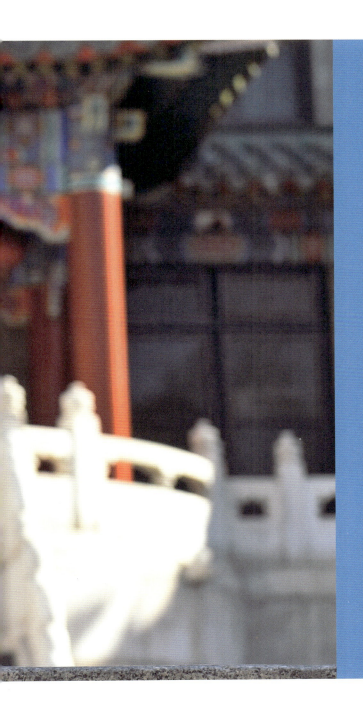

绪 篇

与冬奥同行

这是最好的时代

这是最好时代中的我们

这是最艰难的一次奥运

这是最艰难奥运中的我们

这里是中国最好的医院

这是这家医院和冬奥的故事

陈罡
洲际医疗站医疗官，
肾内科副主任医师。

陈明雁
宣传处处长。

干玎竹
宣传处干事。

———

　　二〇〇八，戊子年八月八日，现代奥运的圣火在古老的国度点燃，由烟花组成的"大脚印"在夜空中绽放，飘往空中的"梦幻五环"书写出中国人独有的自信与浪漫，从此，鸟巢的这片天空被永久地镌刻在历史的画卷中。主题曲《我和你》的天籁之音娓娓道出地球村的和谐之美，《北京欢迎你》的传唱度更是与日俱增，一时间大街小巷里响彻"北京欢迎你，有梦想谁都了不起"。从此，北京这座城市在奥林匹克运动史上留下光辉的一笔。

　　九月十七日，燃烧了四十个日夜的奥运圣火缓缓熄灭，但北京拥抱奥林匹克的激情不灭，中国人民拥抱世界的热情之火也将永远燃烧。

　　时隔六年。2014 年 7 月，国际奥委会主席托马斯·巴赫在瑞士洛桑宣布，中国北京与挪威奥斯陆、哈萨克斯坦阿拉木图这三座城市正式入围 2022 年冬奥会申办候选城市。

　　此刻，离成功只有一步之遥，这一步，也成为北京 2022 年冬奥征程的第一步。此时，协和与冬奥的故事篇章，也悄然翻开扉页。

　　2014 年 12 月，一个娇小而自信的身影出现在中国北京 2022 冬奥申委医疗组陈述人的面试现场，她就是协和整形美容外科的龙笑医生。面试时，她开心地聊到 2008 年在协和奥运病房的经历，提出自己对于奥运医疗保障的理解。走出面试会场的那一刻，她听到几位面试官的赞叹："协和值得信任！"

就这样，龙笑顺利进入了奥运陈述人的队伍，随之而来的就是沉甸甸的责任，从 2014 年 12 月到 2015 年 3 月国际奥委会考察团来京之前，北京奥申委开展了紧锣密鼓的筹备。在这期间，龙笑学习了大量医疗数据和反兴奋剂条例，一遍又一遍地修改中英文陈述稿和展示幻灯片，完成了一轮又一轮的彩排。

2015 年 3 月 24 日，正式答辩的日子很快来到，面对国际奥委会评估团，面对刘延东副总理和北京市委市政府的全体申办团队，龙笑端庄且优雅地站在答辩的讲台上，面带自信的微笑，以一口流利的英语征服全场。龙笑说，"这是我人生中的高光时刻"。

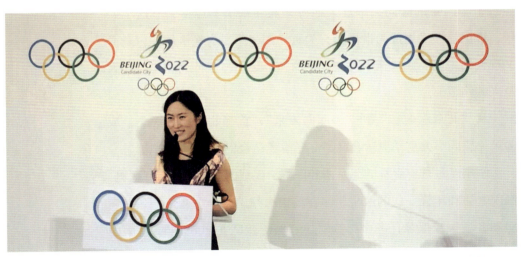

2015 年 3 月 22—29 日，整形美容外科龙笑担任北京冬奥会医疗服务主题陈述人

这是协和人的一小步，但也正是每一个奥运陈述人的一小步，最终迈出了北京成功申办冬奥的一大步。

2015 年 7 月 31 日 17 点 58 分，巴赫主席在国际奥委会第 128 次会议上庄严宣告：

与冬奥同行

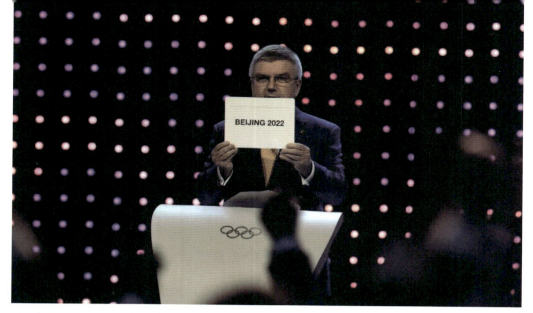

2015 年 7 月 31 日，国际奥委会主席巴赫（Thomas Bach）在国际奥委会第 128 次全会上宣布
北京获得 2022 年冬奥会举办权（新华社记者 公磊 摄）

2022年冬季奥林匹克运动会举办权花落北京。从2008年到2022年，经过了十四年的时间，华夏大地再一次迎来了奥运盛会。这十四年，中国已经发展成为世界第一大贸易国、第二大经济体，古老而又现代的中华民族，在中国共产党的领导之下，正冲刺在民族伟大复兴的跑道上。

从"北京欢迎您"到"一起向未来"，首都北京创造历史，成为第一座既举办夏季奥运会又举办冬季奥运会的"双奥"城市。

刚刚度过百岁生日的北京协和医院，也成为名副其实的"双奥"医院，协和年轻一代的医生，将在场馆医疗站、滑雪赛道、冬奥病房和各项医疗保障任务中，续写协和医疗团队在2008年奥运中的风采。

一

自冬奥筹备开始，一幅壮美的冰雪画卷开始书写，一曲时代的奋斗之歌开始谱曲。

习近平总书记指出："北京冬奥会是我国重要历史节点的重大标志性活动，是展现国家形象、促进国家发展、振奋民族精神的重要契机。"

简约、安全、精彩，这是北京冬奥会的办赛要求。冬季赛事中的医疗安全，也是我国医疗人员需要挑战的难题，而面对困难，协和的医护人员从来没有畏惧。

2018 年，麻醉科的年轻医生车璐看到医院在网上发布了一则招募滑雪医生志愿者的通知，其中强调了三个要点：具有一定水平的滑行基础，有医疗救援能力，以及英文流利沟通。她毫不犹豫地报了名。

与车璐一起入选的，还有骨科的李其一、神经外科的邓侃、胸外科的何嘉和西单院区国际医疗部的任广宇。这 5 名协和医护加入一支近 40 人的高山滑雪医生团队，开始繁忙的雪上技能训练。

这是中国的第一支高山滑雪医生团队。

2021 年 3 月，邓侃在一次雪地训练中受伤，左膝半月板撕裂、前交叉韧带断裂，需要马上手术。被运回协和医院后，他却戴上支具，一瘸一拐走进手术室，拿起手术刀，为早已预约多时的患者先做起了手术。在顺利完成 6 台手术后，才轮到自己接受手术。

手术拆线、短暂休养后，邓侃发现自己受伤的左小腿肌肉有些萎缩。为了能够尽快返回雪场，在接下来的几个月里，出完门诊，做完手术，邓侃就会出现在医院的健身房里，跑步机、椭圆机、下肢浮肿训练……不到半年，高山滑雪的训练雪道上再次出现了邓侃矫健的身影。

"我觉得滑起来比从前更踏实了。"谈起这段经历时，邓侃笑着说，"其实，每位滑雪医生都很拼，这也是奥林匹克精神的一种感染。全世界的冰雪健儿齐聚北京，用拼搏和汗水诠释奥林匹克精神，我们也在用'更快、更高、更强——更团结'的精神践行自己的使命，展现中国医者的风采！"

除了滑雪技能的不断升级，高山滑雪医生们还在医学专业上不断探索。承办此次冬奥，中国给世界一个庄严的承诺：要让三亿人爱上冰雪运动。而滑雪医生们的想法很简单：以后国内冰雪运动得到推广和普及，雪上应急救援需求会增加，作为中国的第一代滑雪医生，要制订符合我国特点的高山滑雪救援方案。

从 2019 年开始，4 个雪季，协和的高山滑雪医生们训练了近150 天。这个过程也离不开协和"娘家人"的理解和帮助，各科室从学术支持、工作安排、奖金分配、家庭照顾等方面给予派出人员

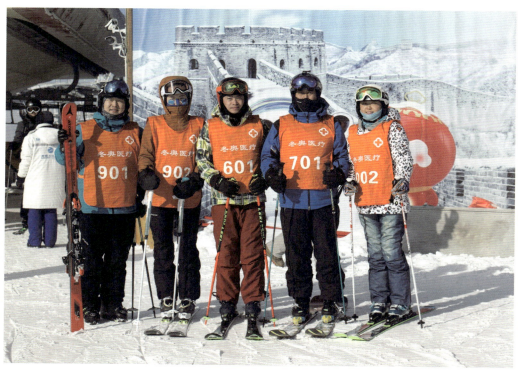

2019 年 1 月 21 日，协和医护人员作为中国第一支高山滑雪医生团队队员，开始雪上技能训练（左起：邓侃、车璐、何嘉、李其一、任广为）

全方位支持。麻醉科主任黄宇光表示，"他们是为国争光，科室当然应该支持，我为这些年轻人感到骄傲！"

功夫不负有心人，这支高山滑雪医疗队的医生们在 4 年间实现了许多从 0 到 1 的突破：

第 1 次冬奥医疗保障全体人员通过高级心血管生命支持急救培训。

第 1 次设计并优化了高山滑雪救援背包物品和药品。

第 1 次设计并优化了高山滑雪救援伤情评估流程和转运流程。

这许许多多的第 1 次，都是为了在 2022 年冬奥会、冬残奥会上成功提供大型国际赛事的医疗保障而努力！

三

"让我们泰然自若，与自己的时代狭路相逢。"莎士比亚说过的这段经典语录完美印证在北京冬奥的备战中。"迎难而上，创造奇迹"，这一向是中国人的根性，也一向是协和人的风格。

2021 年 6 月，急诊科史迪到北京城西首钢园区内的奥组委报到，开始了医疗经理的新身份，同时也开启了协和与冬奥保障场馆的正式对接。7 月 23 日，由副院长杜斌牵头，北京协和医院召开 2022 北京冬奥会、冬残奥会第一次多部门筹备会，开启了举全院之力投入支援冬奥建设的新征程。10 月 8 日，肾内科陈罡和基本外科蒯晨进驻大家庭酒店集中办公区，担任场馆医疗官。

鉴于全球新冠疫情的严重性，2022 年的北京冬奥创新性地采用了闭环管理模式。每个奥运村和签约酒店都是一个独立的闭环。各国运动员和奥运官员从入境到离开，他们的交通、餐饮、住宿、训练、比赛、媒体采访，将会形成多个闭环点。交通工具在这些闭环

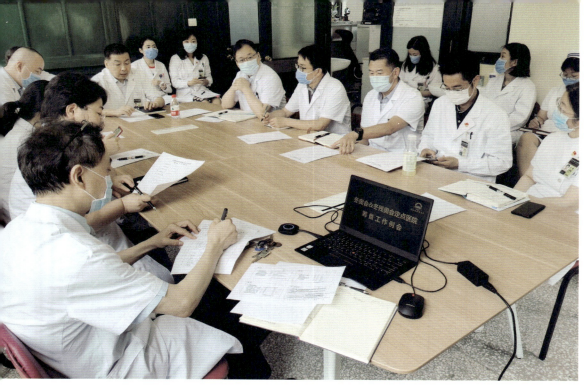

2021 年 7 月 23 日，北京协和医院 2022 北京冬奥会、冬残奥会第一次多部门筹备会召开

点连线移动进行活动和工作，就是一个完整的闭环。

加上这一层闭环，医疗工作的强度和难度明显提升。在集中办公阶段，史迪、陈罡和蔺晨共同完成了前期的医疗文书、规章制度、药品设备以及物资台账的建立工作，他们对接了多家定点医院，建立相应的接诊流程，最终完成了大家庭酒店三个场馆、四个医疗站的选址规划、实地踏勘和站内布设。他们关爱场馆里的共事者，为大家普及疫情知识、防控知识以及基础急救培训。他们通力合作，出谋划策，共同完成了四次全要素全流程演练。他们把协和精益求精的精神带到了场馆，在与国际奥委会先遣团的对接工作中，他们流利的英语表达、缜密的医疗流程、积极的态度和自信的语气，博得了先遣团的高度赞扬。

除了奥运大家庭酒店场馆的医疗准备外，北京协和医院本部的医护集体也在积极备战。在多次重大活动医疗保障的历练中，医院已经形成一套成熟的组织管理架构。

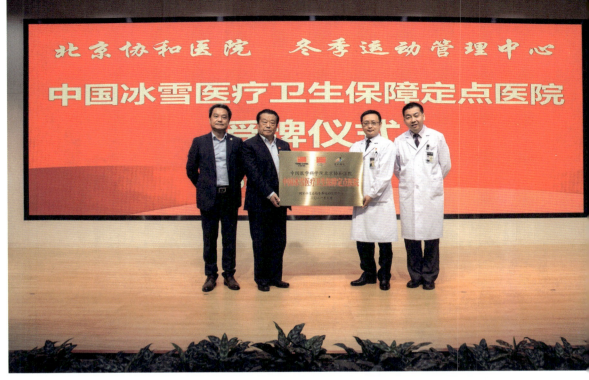

2021 年 10 月 28 日，中国冰雪医疗卫生保障定点医院授牌仪式举行，北京协和医院正式成为"中国冰雪医疗卫生保障定点医院"

2021 年 10 月 28 日，中国冰雪医疗卫生保障定点医院授牌仪式举行，北京协和医院正式成为"中国冰雪医疗卫生保障定点医院"。此时，冬奥病房的选址筹建成为摆在面前的一道难题。冬奥病房将承接前方 4 个医疗站的患者转运和救治工作，病房的全体工作人员需要全部实行闭环管理，环境也要分区。

国际医疗部迎难而上，短短 1 周内便拟订了搬迁方案，腾空了原有诊区。多个部门协同合作，克服空间有限、动线复杂等客观条件的限制，科学规划功能布局，完成了工程改造和专梯设置，实现"分区不重叠、流线不交叉、边界严管控、人员不跨区"，兼顾了院感防控与患者就医需求，并为冬奥病房"量身定制"了一套完备的规章制度和医疗流程。

12 月 24 日，北京协和医院冬奥病房正式揭牌。1 个月后，冬奥 VIP 病房也正式开始运行。各医疗保障点位蓄势待发，共同为呈现一场简约、安全、精彩的奥运盛会做好了充分准备。

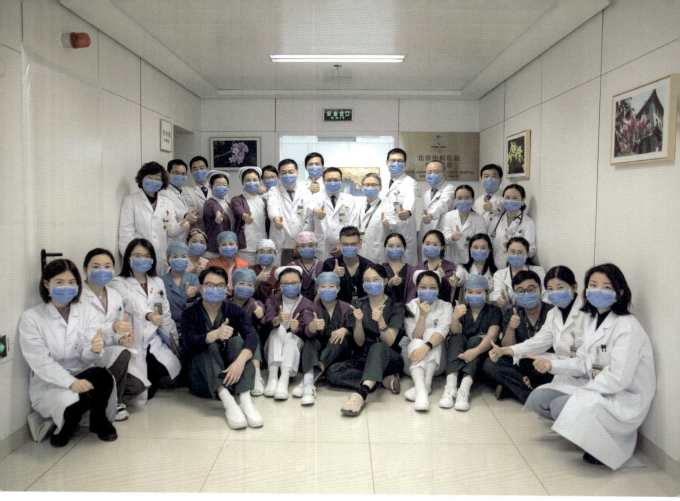

2021 年 12 月 24 日，北京协和医院冬奥病房揭牌试运行

这，就是协和人的作风。这，就是协和人的责任感。每一个协和人，都在一撇一捺地认真书写着协和与冬奥的故事。

四

如果把奥运筹备阶段当成是一场需要超凡耐力才能到达终点的马拉松，而最后的闭环阶段，就是一场需要竭尽全力才能胜出的百米冲刺。

"我们将竭诚为世界奉献一届奥运盛会。世界期待中国，中国做好了准备。"在二〇二二年壬寅年新年贺词中，国家主席习近平向世界宣示。

"一起向未来！"这是中国向全世界发出的携手共创未来的时代之音。"一起向未来！"这也是协和人拥抱奥运的共同心声。

2022 年 1 月 7 日，协和冬奥病房接受第一例患者。

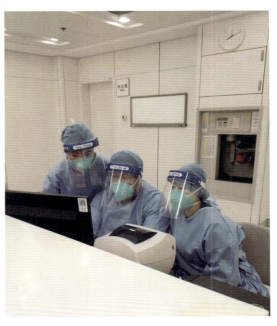

2022 年 1 月 7 日，协和冬奥病房接诊第一例患者

这位手外伤的外宾在协和医护人员的精心照料下，伤口如期愈合，多次表达感谢。协和人并不因此满足，而是一点一滴地推演优化接诊流程，"我们要秉持最高站位、最严谨态度、最周全准备，当好奥运医疗保障的'最后一站'。"冬奥病房主任徐凯峰说。

1 月 14 日，离奥运闭环管理不到十日。在北京协和医院冬奥会、冬残奥会医疗保障工作动员会上，党委书记吴沛新、党委副书记柴建军把院旗交到医疗队员手中，勉励队员们"要心怀国之大者，勇担历史使命，以绝对忠诚的政治品格、高度自觉的大局意识、极端负责的工作作风、甘于奉献的职业精神，为本届冬奥会提供'周密、专业、强有力'的医疗支持"。

动员会当天现场，身在高山滑雪中心的协和团队也从海拔2198 米的小海坨山顶的赛道上传回视频，他们坚定地喊着响亮的口号："排除万难，不辱使命，在冬奥赛场展现协和风采，彰显中国

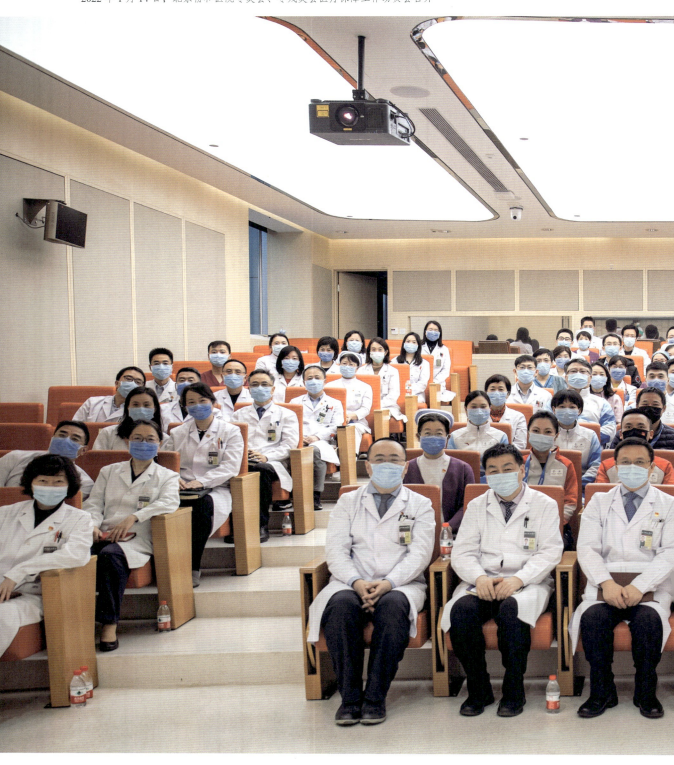

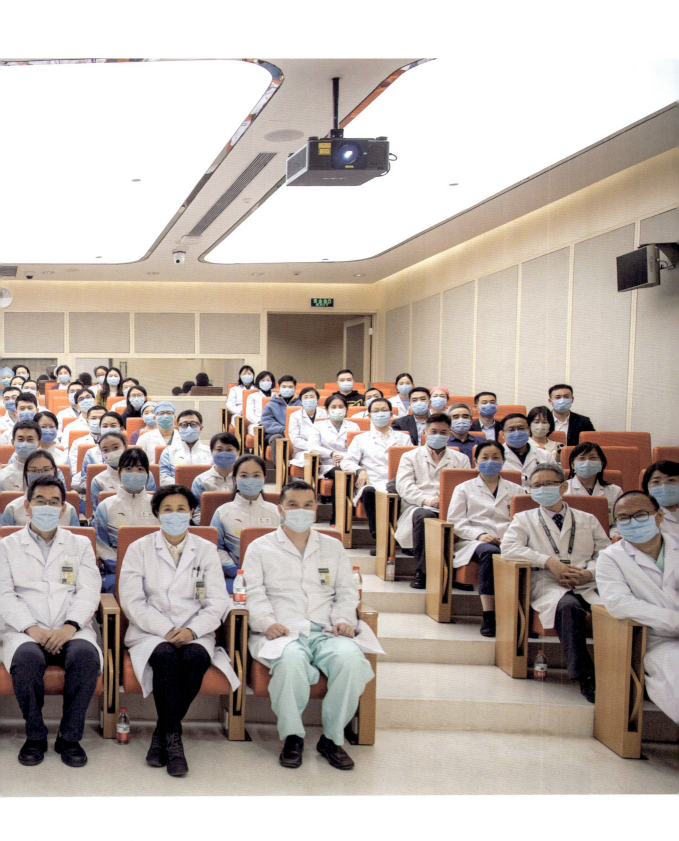

与冬奥同行

力量！"

　　1月22日，天空中飘着小雪，气温低至零度以下，而场馆医疗队员们的心却是火热的——协和医院的内科楼前，大家穿着整齐的冬奥制服，露出自信的笑容，带着"娘家人"特地装备的每人两大箱药品、防疫物资和慰问品，精神抖擞地等待登上前往场馆的救护车。

　　他们中，有经历过武汉抗疫的骨干，有经验老道的急诊和ICU医护，有新婚燕尔的新人，有孩子刚上幼儿园和小学的母亲，也有一家数口人都在服务冬奥的队员。

　　站在他们面前的，是百忙之中赶来送行的院领导们，院长张抒扬看着齐刷刷的队伍，欣慰的语气中带着疼爱："这几年我们大家都没过好年，前年是武汉抗疫，今年是冬奥，都是大事情。你们代表协和医院，祝大家顺利完成任务。"副院长杜斌也和队员们一一握手，鼓励大家："协和医院就是大家坚强的后盾！"

2022年1月22日，由19位协和医护人员组成的奥林匹克大家庭场馆医疗站团队出征

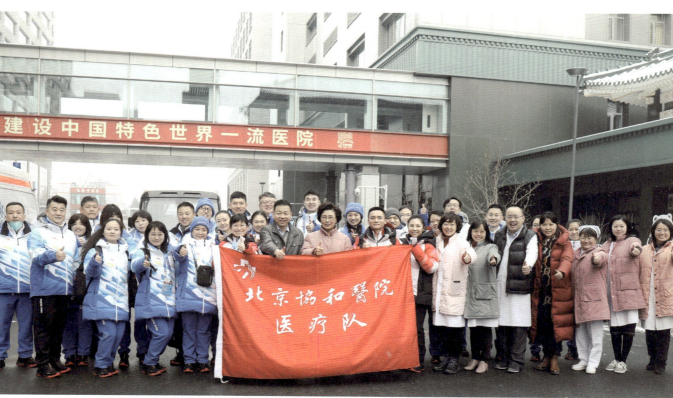

至此，协和医院外派医疗团队已全部到位。奥林匹克大家庭场馆医疗站团队负责洲际、五洲两个酒店和国家会议中心居住工作的上千位国际奥委会及服务保障人员的医疗保障；滑雪医生团队负责延庆、张家口两个赛区的赛道医疗救援工作；冬奥病房、冬奥 VIP 病房是设在医院大本部的冬奥保障"最后一站"；此外还有国宾团保障、开闭幕式现场保障、冬奥市级医疗专家保障……128 名协和精兵强将投身冬奥会、冬残奥会医疗服务保障工作中，"零差错、打胜仗、终凯旋"是他们共同的目标和心愿！

协和冬奥保障团队进入赛时状态后，就一直牵动着全体协和人的心。1 月 29 日，全体院领导参加六地视频连线的线上慰问活动，向为国效力的协和冬奥医疗保障团队成员们致以新春祝福和诚挚的问候。1 月 31 日除夕夜，张抒扬院长、杜斌副院长再次出现在与冬奥医疗保障团队连线的线上

2022 年 1 月 29 日，通过六地视频连线，全体院领导向协和冬奥医疗保障团队成员们致以新春的祝福和诚挚的问候

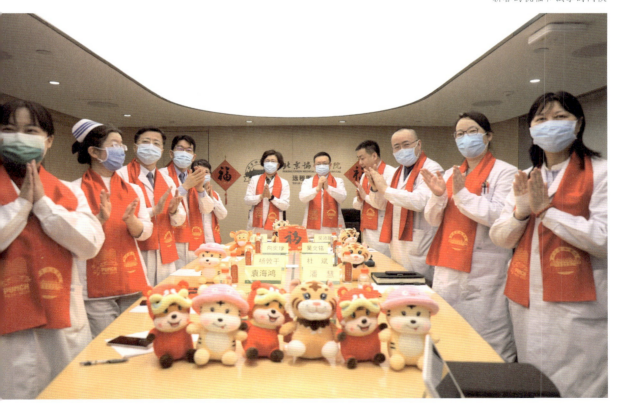

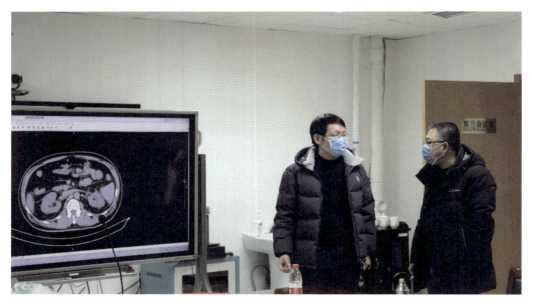

2022 年 1 月 31 日（除夕）至 2 月 2 日（大年初二），重症医学科汤铂（左）赴延庆医院参与危重外籍患者救治

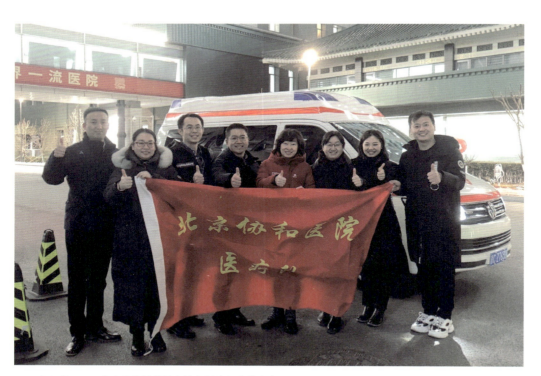

2022 年 2 月 2 日，钓鱼台住地保障和随行保障医疗队出发

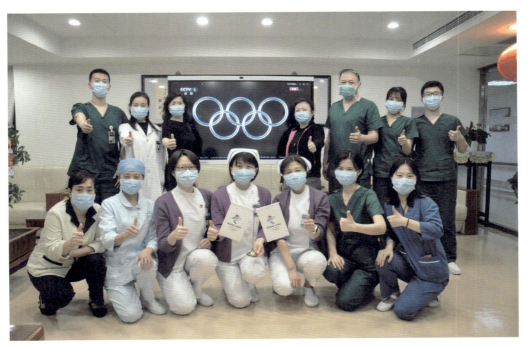

慰问活动中，叮嘱他们注意防护，保重身体，书写下国家记忆中的协和记忆。

众志成城、玉汝于成。所有的心血与汗水在 2 月 4 日晚汇聚成永恒的一刻——伴随诗情画意的二十四节气倒计时，20 时 4 分，第 24 届冬季奥林匹克运动会开幕式在北京"鸟巢"国家体育场举行。开幕式期间，现场保障组圆满完成医疗保障任务，各医疗站点平稳运行。全体院领导、中层干部、科主任和各值守人员在坚守岗位的同时收看开幕式。晶莹剔透的"冰雪五环"、浪漫唯美的雪花火炬台、独具创意的环保点火，无一不引人入胜，当中国代表团步入会场时，掌声经久不息。

中华大地再次迎来奥林匹克主火炬点燃的神圣时刻，五大洲的

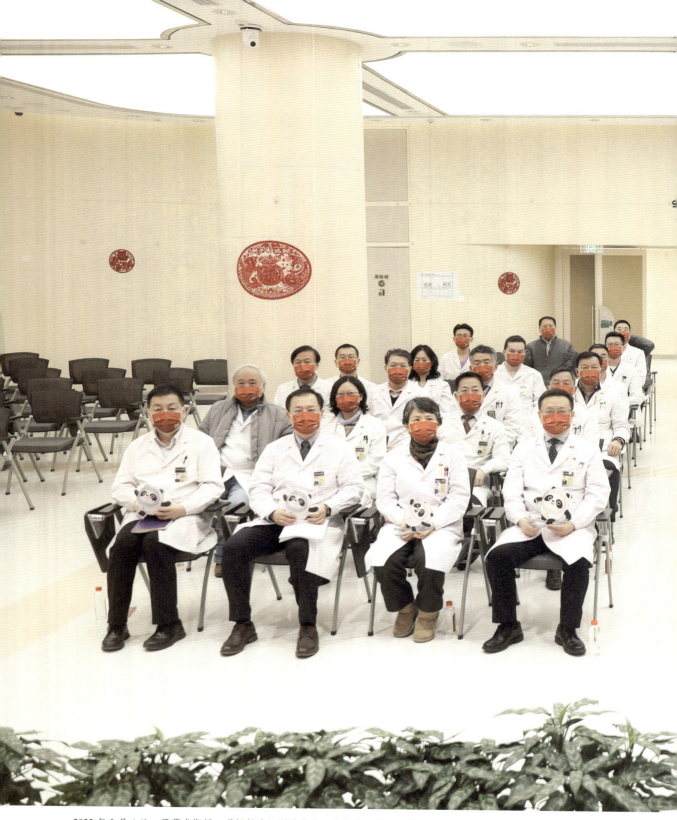

2022 年 2 月 4 日，开幕式期间，现场保障组圆满完成医疗保障任务，各医疗站点平稳运行，全体院领导、中层干部、科主任和各值守人员在坚守岗位的同时收看开幕式

协和冬奥日记

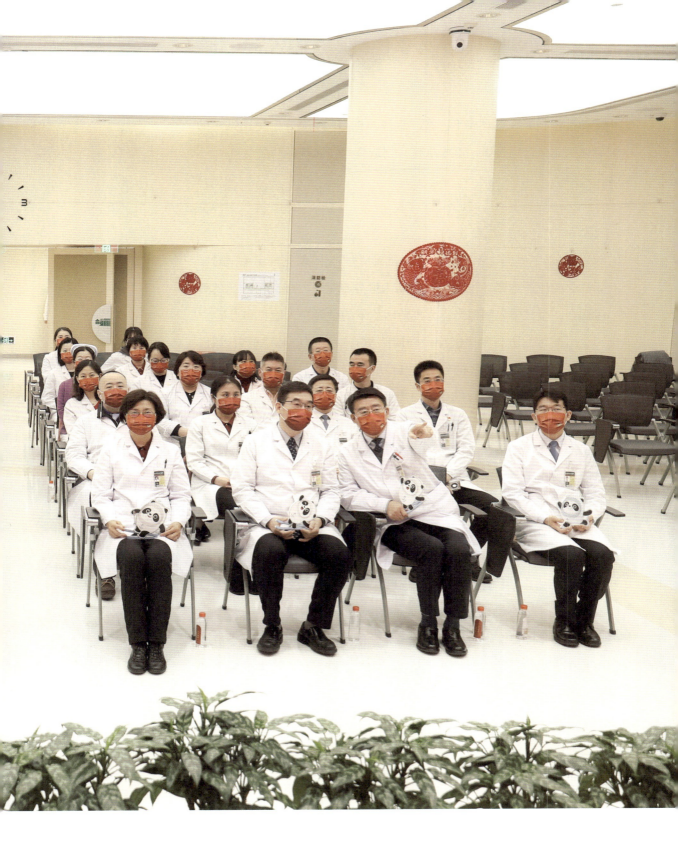

与冬奥同行

运动员将相聚在五环旗下，在"更快、更高、更强——更团结"的奥林匹克格言感召下，追求卓越，创造辉煌，展现运动之美！

五

"北京冬奥会、冬残奥会如期顺利举办"，不仅兑现了中国对国际社会的庄严承诺，也用实际行动为世界奉献了一场无与伦比的奥运盛会，彰显了大国担当，为疫情困扰下的世界注入信心和力量。

出征时，协和冬奥医疗保障团队整齐喊出的口号"全力以赴，不辱使命！"亦是冲锋的号角、真情的流露。

冬奥期间，一位肯尼亚籍奥委会高级官员突发胸痛，事件的发生地点刚好就在巴赫主席的会客厅，医疗官陈罡带领值班的白炜医生和宋丹萍护士迅速赶往现场，在众多外宾的关注下，有条不紊地维持现场秩序，迅速开展现场急救和鉴别诊断，不到半小时就实现了现场转运，仅 50 分钟，这名急症患者就抵达协和医院。在协和冬奥病房的接力诊治下，患者最终转危为安。协和团队的快速反应和妥当处置受到北京奥组委和北京市卫健委的点名表扬，他们称协和医疗体现了"中国速度和中国温度"。

像这样惊心动魄而又温暖人心的小细节还有很多：一名因腰背痛在协和行腰椎磁共振检查发现异常信号的国际奥林匹克委员会（IOC）官员，一名心肌梗死、重度心力衰竭获得成功抢救的中方工作人员，一位有着长达 13 年顽固性高血压病史、经协和冬奥病房诊治找到了最可能的病因的外籍专家……这一桩桩患者故事，不同的是国籍、语言和肤色，相同的是协和团队一向稳定的医疗水平和令人称赞的医疗服务。

在高山滑雪赛道上，另一支"特种兵团"日夜守护着运动员们

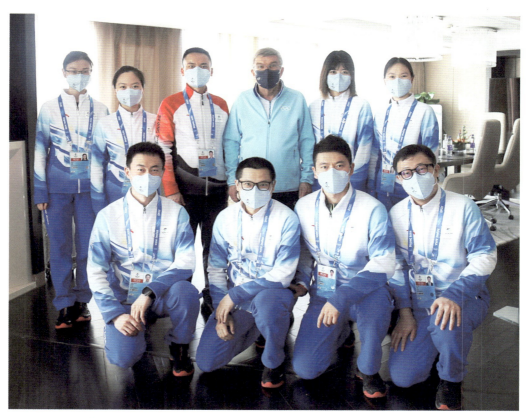

2022 年 2 月 20 日闭幕式前夕，奥林匹克大家庭场馆医疗站团队收到国际奥委会主席巴赫的邀请参加答谢

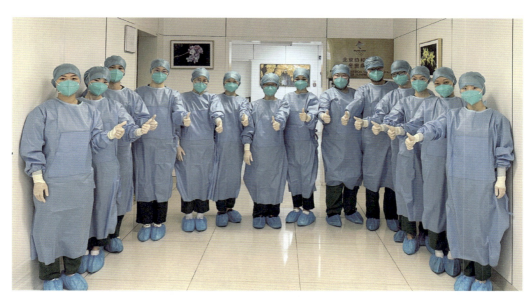

协和冬奥病房全体医护人员合影

的安全。

　　高山滑雪赛道要求有足够的长度和落差，这样的环境不可避免地伴随着异常的寒冷和大风，体感温度零下30℃，这是队员们面临的第一道难题。疫情防控要求则是第二道难题，队员们离开宾馆房间就要全程佩戴N95口罩，而负重滑雪是个体力活，水蒸气会凝结在口罩上，迅速凝结成冰。第三道难题是医疗保障需要保持全程关注，在运动员受伤倒地后，滑雪医生必须背负着25公斤的装备在4分钟内赶到伤员身边，救治和转移全程不超过15分钟。

　　虽然困难重重，但中国滑雪医生们用一次次出色的表现，完成了国际雪联"不可能"的要求，成功救治了数十名骨折、韧带损伤和关节脱位的运动员，也第一次在中国的高山雪道上实现了救援直升机配合转运伤员，被国际雪联医疗专家委员会评价为"堪称顶级"。

　　李其一、邓侃、何嘉、车璐、任广为，协和的五位滑雪医生同

滑雪医生团队迅速进行雪地救援（奥运会赛事期间）

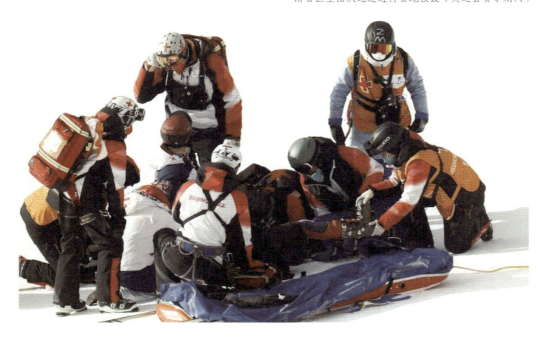

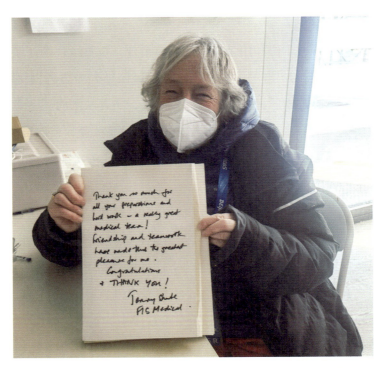

国际雪联（FIS）医疗委员会副主席珍妮·舒特（Jenny Shute）亲笔写下感谢信

样也被奥运精神感动着。他们和其他队员们共同见证了数十枚金牌的诞生，也目睹了谷爱凌、苏翊鸣、徐梦桃、齐广璞等中国名将圆梦冬奥的全过程。冬奥和冬残奥里的运动员们，演绎出一曲曲自强不息、奋勇争先的乐章，也在滑雪医生们的心里留下永远不灭的痕迹，激励着他们继续顽强拼搏和超越自我。

你永远可以相信协和。

这种信任，得益于组织领导的坚强有力。医院成立了以张抒扬院长、吴沛新书记担任组长的领导小组，下设医疗保障组、疫情防控组、医院安全组、综合保障组、综合协调组 5 个工作组。院领导统筹全局、周密部署，5 大工作组协同推进、形成合力。成熟运转的重大活动保障体系是确保北京冬奥会、冬残奥会医疗服务圆满成功的重要保证。

这种信任，得益于协和团结奋斗的协作精神。在奥运会医疗保障期间，协和充分发挥多学科诊疗（MDT）优势，各学科精诚团结，为患者提供最佳医疗方案与服务。科学有力的疫情防控贯穿医疗保障始终，实现从酒店到冬奥病房的全闭环管理，"无死角，零感染"。无微不至的后勤保障与员工关爱，使队员们感叹"即使'无理'要求也统统被采纳"。各科室从学术支持、工作安排、奖金分配、家庭照顾等方面给予派出人员全方位支持。

这种信任，得益于队员们的专业精神和奉献精神。场馆医疗站与冬奥病房的服务对象包括 84 个国家的国际奥委会官员近千人，以及 3000 余名中方工作人员。滑雪医生团队在零下 30℃的严酷环境中为运动员提供高难度的极限救援。现场医疗组承担开幕式和闭幕式的医疗保障工作，市级专家组为疑难重症患者生命护航……国际奥委会和国际残奥委会盛赞协和诊疗"展现了中国水平，体现了中国温度"。

作为有担当的大国，"世界大同"一直是中国追求的梦想，团结和平等也是中国向世界发出的呼喊。此次冬奥，闭环内的医疗保障人员都感受到中国正变得越来越自信，中国与世界的交流正在变得越来越平等。闭幕式的夜晚，当北京的夜空中亮起"天下一家"的烟火，当《雪花》的主题曲奏响，大家庭的医疗团队为自己、为协和，也为强大的祖国竖起了大拇指，口罩后有着他们最灿烂自信的笑容。

六

冬奥会的圣火熄灭，大家庭医疗团队转身就投入了冬残奥会的筹备中。在短暂的转换期里，医疗队进一步细化学习了残障人士的身体照护和心理照护，优化了从场馆入口到医疗站的无障碍路径。残奥期间，医疗站医护们的热情不减，继续接诊了近百名患者。

在高山滑雪赛场上，协和滑雪医生们看着那些带着义肢的运动员，靠导滑员通过无线电引导的视力障碍运动员，高位截瘫的坐姿滑雪运动员，每一位都那么顽强、那么坚毅、那么拼搏，也被感动得热泪盈眶。"残奥精神已经超越了体育竞技平台，成为激励我们的人文象征。"胸外科何嘉医生说。

多位冬奥医疗保障队员都在协和官方平台中发表过冬奥日记，宣传冬奥医疗中的正能量。而在冬残奥闭幕式短片中，协和团队更

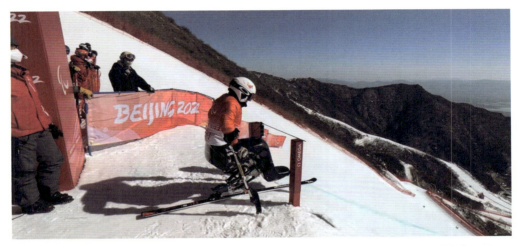

2022 年 3 月 1 日，高山滑雪场完成向残奥高山滑雪场的转换，于 3 月 1 日迎来冬残奥会高山滑雪滑降项目的第一个官方训练日

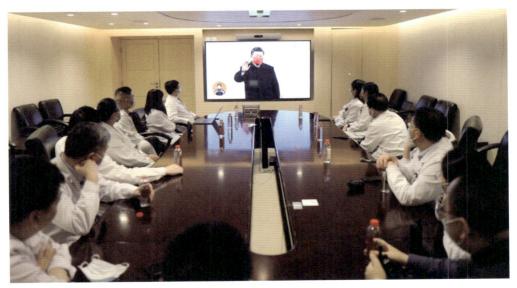

2022 年 3 月 4 日，北京冬残奥会盛大开幕。北京协和医院部分值守人员在教学楼 314 会议室集中收看开幕式并做好应急值守工作

与冬奥同行

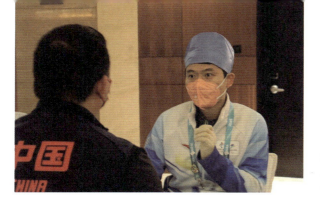

2022年3月9—10日，洲际医疗站为闭环内工作人员开展义诊和健康筛查，共接待就诊咨询近80人次

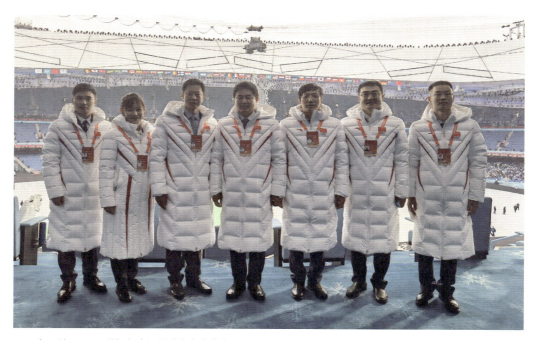

2022年3月13日，现场保障组圆满完成冬残奥会闭幕式医疗保障任务，为协和冬奥会、冬残奥会医疗保障服务划下圆满的休止符

是惊喜地发现自己的身影，尽管只有不到一秒的镜头，但大家都兴奋地欢呼道："这是属于协和的高光时刻！"

是的，协和冬奥大家庭，就是这样从一个高光时刻走向另一个高光时刻。

难以忘记，医疗救治工作的日日夜夜。冬奥会、冬残奥会期间，医疗站共接诊286人次，转诊58人次，现场急救6次。协和冬奥病房接诊医疗站转来的外方患者26人次，开展线上线下会诊

30 次。高山滑雪医生团队处置重大伤情 8 次。市级保障专家组高质量完成市级会诊 4 例……被国际奥委会称赞为"卓越医疗的代表"。

难以忘记，综合保障与协调工作的艰辛不易。冬奥会、冬残奥会期间，医院共落实红头文件 124 份，参加上级会议 50 余次，组织专题会 70 余次，培训演练 40 余次，上报日 / 周报 100 余份。医院畅通心理支持热线，建立爱心联络群，配送菜品、药品、健身器材及生活用品，提供理发服务和个性化订餐服务……做冬奥保障最坚固的"大后方"。

难以忘记，协和冬奥医疗保障服务也成为一张"名片"。奥林匹克大家庭场馆医疗站，冬奥、冬残奥病房，滑雪场共收奥委会和中外患者感谢信近 80 封、锦旗 3 面。相关信息发布 2.6 万余条，获评 7.85 万次，点赞近 10 万次，是协和国际形象的又一次展示。

在冬奥会、冬残奥会的舞台上，一些医疗保障队员因为任务涉密，甚至不能泄露相关的只言片语。在医疗保障队员的后方，更多人不是主角，他们只是用心、用情默默奉献，成为保障队员们最温暖的"娘家人"。

致广大而尽精微，怀远志而勤自勉。"胸怀大局、自信开放、迎难而上、追求卓越、共创未来"，习近平总书记总结的北京冬奥精神，也正是协和冬奥会、冬残奥会医疗保障团队的真实写照，将进一步激发、凝聚全院全力投身奋进新时代的伟大征程。

春天的故事还在继续，奋斗的征途没有终点。山高水长，携手并肩，我们一起向未来！

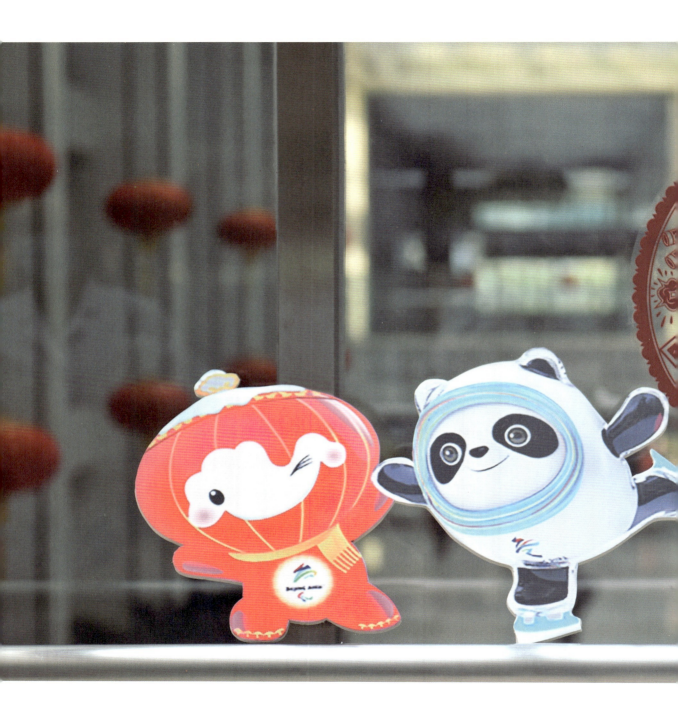

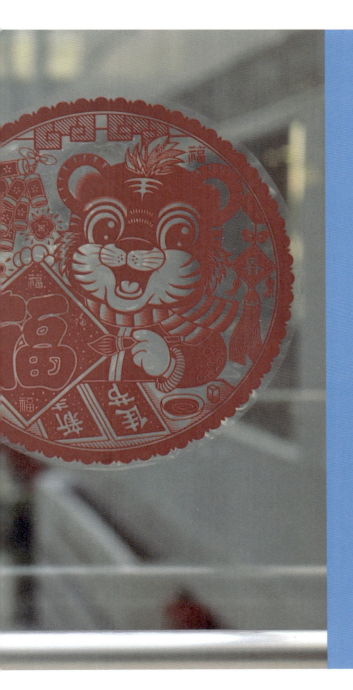

第一篇

胸怀大局
做好赛前准备

准备，是一场信心的考验
是面朝期待的应验
是在笑意中走向终点的试炼
何意百炼钢
化为绕指柔

闪亮的日子

龙笑　2022北京冬（残）奥申委医疗服务陈述人，西单院区党总支书记，整形美容外科副主任，主任医师。

2008年8月北京夏季奥运会召开的时候，我作为协和的一名外科住院医生，幸运地参与了奥运会的医疗保障工作。与协和奥运病房的医疗团队一起，我们顺利完成了奥委会大家庭的医疗保障工作。那段美好的记忆，至今仍定格在协和院史馆的墙上，体现了协和在国家重大医疗保障任务中的担当。

2014年7月，国际奥委会正式发布北京入围2022年冬奥会候选城市。12月，经北京市卫生局组织，我参加了冬奥申委对陈述人的面试。记得面试的时候，有一位面试官问："说说你对奥运医疗保障的认识。"我很开心地讲述了2008年在协和奥运病房的经历。走出会场那一刻，听到几位面试官说："协和值得信任！"作为来自协和的医生，我顺利进入了陈述人团队，与十余位各行各业的老师一起，围绕运动员、法律事务、媒体、奥运遗产、交通、财务、住宿、场馆设置、医疗、安全保障等十几个方面，为申报2022冬奥会进行着全面准备。

从2014年12月到2015年3月国际奥委会考察团来北京之前，冬奥申委组织了密集的会议，包括中英文陈述稿撰写、PPT准备、多轮彩排等。我把演讲稿录成音频，每天上下班路上听。在跑步机上设置了坡度和速度，一边快走一边大声念出来、录下来听。时任北京市卫生局副局长毛宇带着李肖琦等几位老师夜以继日准备各种

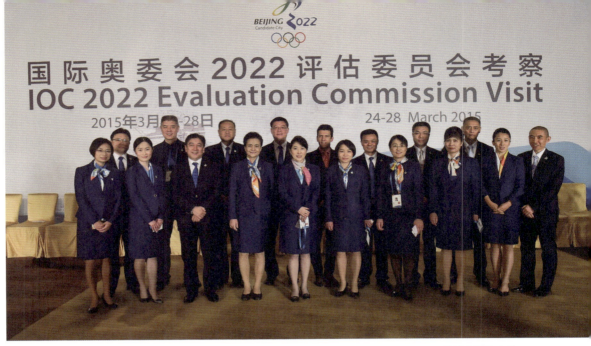

陈述人团队合影

卫生数据。中国反兴奋剂组织的杨晓晔老师，几乎是帮我从零开始补习各种反兴奋剂条款。其他陈述人则在一次次彩排中不断展示着流利的英语、精彩的演讲和胸有成竹的信心，鼓励我继续努力进步。

能够练习的是固定陈述这一部分，还有更重要的部分是现场答辩环节。在进行答辩彩排的时候，每次讲到"2022 年冬奥会中，北京协和医院将作为为奥林匹克大家庭服务的指定医院"，我都会有由衷的自豪感。在 2015 年 3 月 24 日正式答辩的那一天，面对国际奥委会考察团，面对刘延东副总理及北京市委市政府的全体申办团队，我想我代表的不仅仅是自己，更是中国的医疗团队在陈述："作为一名外科医生，我曾经参与了 2008 年北京奥运会

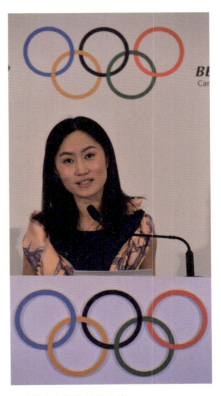

医疗服务主题陈述人龙笑

闪亮的日子

和残奥会的医疗服务。2008 年北京奥运会使我们积累了丰富的医疗急救服务和兴奋剂检测经验，为北京留下了宝贵的遗产。丰富的医疗资源、高水平的医疗服务系统以及专业的医务人员使我们有信心为每位'北京 2022'的参与者提供及时、有效、周到、高水平的医疗服务，促进他们实现梦想！"

2022 年 2 月，北京冬奥会圆满举办。中国圆梦"双奥"的同时，协和的青年一代医生，也在冬奥病房、滑雪赛场、运动场馆，续写着协和医疗团队在 2008 年的精彩与辉煌。特别开心的是，在申办时我们对国际奥委会许下的一个个承诺，已经被协和的青年人与整个奥运医疗团队一个个实现。

"针对冬奥比赛项目特别是雪上项目风险性高、容易受伤等特点，我们将根据 3

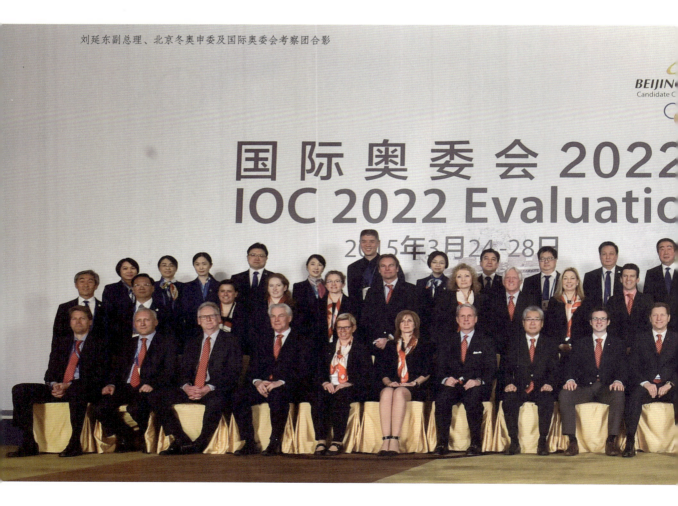

刘延东副总理、北京冬奥申委及国际奥委会考察团合影

协和冬奥日记

个赛区参赛运动员数量的多少，以及所举办项目风险性的高低，统筹设置充足的医疗站点和医疗急救人员、急救设备、车辆及直升机……"

"每一个奥运村中都将建有综合诊所，其规模、设备设施、科室设置和人员配备将会完全满足国际奥委会和国际残奥委会的要求，同时还将提供中医推拿、按摩理疗等特色服务……"

"来自北京的高水平专家团队将在 3 个赛区为运动员、大家庭、媒体和观众等客户群提供同等高水准的医疗服务……"

奥运梦，中国梦，协和梦，串起了从 2008 年到 2022 年一个个闪亮的日子。"协和值得信任！"一代代协和人，也将带着宝贵的协和精神、奥运精神，成为国之担当。

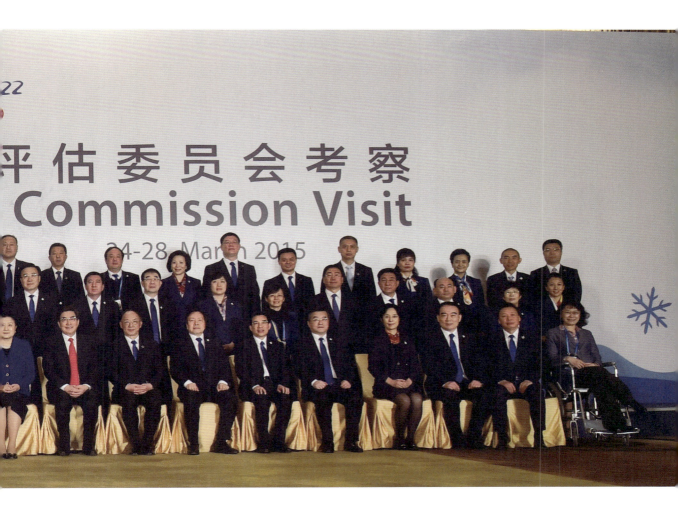

将奥运大家庭酒店打造成"安全气泡"

徐梅　担任北京协和医院冬奥疫情防控保障工作，医院感染管理处副处长。

"向世界呈现一届简约、安全、精彩的奥运盛会"，是习近平总书记向世界作出的庄严承诺。如何在新冠疫情影响下组织这场全球综合性体育盛会，也成为前所未有的挑战。

2021 年 8 月的一天，我代表医院感染管理处到五洲皇冠酒店等 3 个酒店进行现场踏勘。酒店的住宿、就餐、会议等条件非常好，但作为疫情防控期间承担世界各地官员接待任务的专用住地，从院感防控角度，在工作人员培训、风险区域划分、布局流程设计等方

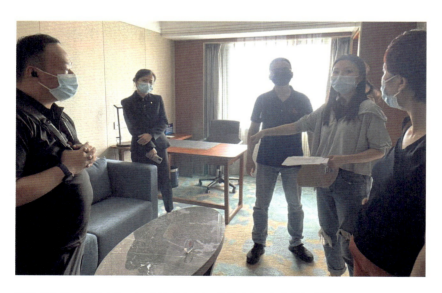

2021 年 8 月，徐梅（右一）、史迪（右二）、陈罡（右三）等现场踏勘

协和冬奥日记

面完全不符合条件！虽然那时距离冬奥会正式开幕还有 5 个多月时间，但因为涉及人员多、范围广、任务艰巨，我们不敢有丝毫放松和懈怠！

在接下来的工作中，医院感染管理处的黄晶处长、柴文昭副处长和我多次通过线上线下方式与冬奥保障医疗队的史迪经理、蔺晨医疗官、陈罡医疗官反复沟通、讨论，心里逐渐有了底。回顾整个筹备过程，大致可分为三个阶段，即布局与流程的设计、防控知识的强化培训、防护用品使用的练习，每个阶段都是沉浸式的。从 8 月开始，我和队员们一道正式开启三大酒店医疗保障的疫情防控筹备之旅。

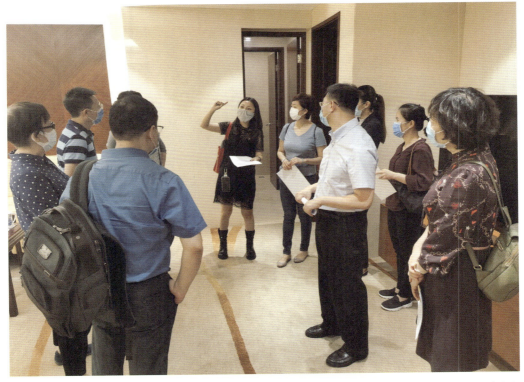

2021 年 9 月 9 日，医院感染管理处、医务处与冬奥保障医疗队等进行实地考察、梳理防疫流线

首先是沉浸式布局与流程的设计。我和医疗队员在酒店工作人员的带领下，对酒店进行了地毯式巡查，遇到问题就地分析讨论。从医疗站的位置选择、布局和流程设计、医疗物资的摆放，到医务人员的起居、通行、用餐、更衣、开窗通风、健

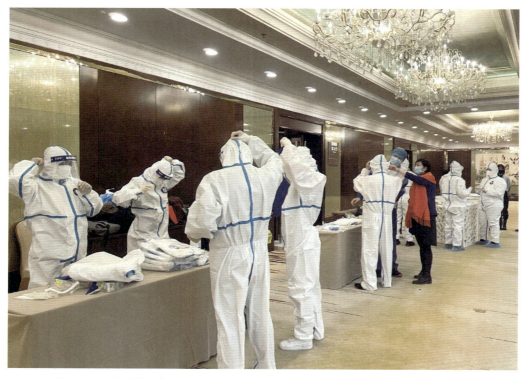

2022 年 1 月 7—15 日，医院感染管理处、医务处、后勤保障处等多次前往奥林匹克大家庭酒店开展全要素、全流程防疫培训演练

康监测等等，包含了医务人员工作和生活的方方面面。在不具备规范分区的情况下，借助现有的空间及布局，因地制宜，按风险不同相对划分区域。

沉浸式防控知识强化培训阶段，我们充分考虑到医疗队员在住地酒店工作期间可能遇到的各类问题，分别制订了"新冠肺炎诊疗方案""手卫生规范""防护用品规范使用"等专题培训内容，确保学有所获、学有所用。强化培训的目的是使队员们进一步提高医院感染管理意识，强化疫情防控能力，在不同的条件和场景下以科学知识应对万变，希望每名队员都能成为抵抗病毒的钢铁侠！

沉浸式防护用品练习阶段在住地酒店现场进行。正确穿脱防护用品是工作人员在疫情防控中的关键一环。特别是脱摘的过程，必须避免污染。为了确保全员掌握，我们将医疗队队员和酒店工作人员2人组队，共同练习，互相监督，互相指导，不但提高了防护用品使用技能，更增加了大家的相互了解。

随着冬奥开幕式的日益临近，各国官员陆续进驻酒店。虽然前期做了充分准备，但正式开始服务保障后，队员们和酒店工作人员还是遇到了一些新问题。2022年1月12日，我再次跟随医院感染管理处、医务处、后勤保障处团队来到酒店，重新实地梳理防疫流线，及时改进医疗队员交接班、就餐区员工防护、酒店的布草清洗、客人的衣物干湿洗、酒店员工的生活区流程、物资配送与交接、垃圾转运流程等环节中存在的不足。

1月15日，我利用周末时间和队员们进行线上交流，讨论解决大家在酒店医疗站工作和生活时遇到的各种问题。交流中，我充分听取大家的疑虑，用专业防护知识进行解答，并不断地为他们增强信心、舒缓压力。这一份浓浓的牵挂，直至冬残奥会顺利闭幕，才终于转化成了尘埃落定的喜悦。

2022年的北京冬奥盛会无与伦比。我虽然无缘一线保障，但有幸作为大后方团队中的一员，可以为冬奥保障医疗工作贡献自己的微薄力量，也是荣幸而自豪的。道阻且长，行则将至。让我们每个人都珍藏属于自己的冬奥记忆，一起向未来！

做协和冬奥医疗保障的外语"清障员"

王瑶　承担医院冬奥保障的外语服务能力及涉外礼仪保障相关工作，
国际合作办公室干事。

2022 年 3 月 13 日晚，北京 2022 冬残奥会圆满闭幕。我的记忆被拉回到 2008 年，那时还在北京外国语大学英语学院读大三的我，作为一名语言服务志愿者参加了北京奥运会北工大场馆和残奥会大家庭饭店的志愿服务。火热的 8 月和 9 月，同样穿着蓝色志愿者制服的我，穿梭在场馆和学校，近距离感受了奥运会这一国际体育盛会的无穷魅力。14 年后，作为北京协和医院国际合作办公室的一员，我有幸再次参与北京 2022 年冬奥会、冬残奥会的保障工作，虽然这次没有站到奥运服务的第一线，但是作为协和大后方支持团队中的一员，能为"更快、更高、更强——更团结"的奥林匹克盛会和北京这座"双奥之城"尽自己的绵薄之力，仍然深感荣幸和自豪。某种意义上讲，我也可以自豪地说自己是个"双奥人"呢！

为保障队员涉外交往"清障"

北京 2022 年冬奥会、冬残奥会是 COVID-19 疫情暴发以来首个如期举办的全球性体育盛会，受到了全世界的瞩目，自然也对医疗保障工作提出了更高的要求。我所在的国际合作办公室负责医院冬奥保障的外语服务能力培训及涉外礼仪保障相关工作。

刚接到这份任务时，我心里有些没底，不知要如何达到冬奥组委对医疗保障医院涉外礼仪和外语服务能力的要求。然而同时，我心里也是踏实的，因为深知协和医护人员的英语基础和涉外礼仪素养，在圈内是出名的专业和扎实，相信协和医疗保障团队一定能出色完成冬奥医疗保障任务。

在国际合作办公室贺晶副主任的指导下，经过与医务处的讨论，国际合作办公室根据北京 2022 年冬奥会、冬残奥会医疗保障的语言服务需求，制订了以提升组织能力和业务水平为目标的外语服务能力与涉外风俗礼仪培训计划。培训计划的内容包括国际接待礼仪、各国风俗禁忌、宗教信仰、饮食习惯、口译技巧与实战、冬奥英语知识、医疗卫生服务常用外语等。考虑到医护人员繁忙的工作安排及疫情防控要求，我们决定采用"线上为主，线下为辅"的方式开展培训。自 2021 年 8 月起，国际合作办公室紧锣密鼓地开展了以涉奥人员为主、覆盖全院的多元化培训，并对重点涉奥人员进行考核验收，全面提升了我院涉外医疗服务接待能力，充分展示了国家形象、北京形象与协和形象。半年多的时间，协和冬奥医疗保障队员及全院涉奥人员通过多种方式参加系列课程培训、讲座并通过考核，为成功保障冬奥医疗服务提供了强有力的支持。

我们深知，仅仅做好涉奥人员的礼仪和外语服务能力培训是不够的，配套的制度和流程也需要同步搭建。在冬奥组委医疗专家和医务处的指导下，国际合作办公室充分调动院内外资源，制订了《北京协和医院冬奥（残奥）外语服务保障流程》等相关文件，并发放至每位医疗保障队员手中。

协和医院也有"多国部队"

协和始终坚持国际化发展战略，十分注重外事内涵能力建设及外事人才队伍的培养。医院早在 2011 年便成立了北京协和医院国际合作智库，在 2020 年对智库进行创新重组，网罗了全院外语外事人才，设立科室联络员、智库专员和小语种组，全面布局外事管理网络，构建"以点带面、辐射全院"的外事工作协同网络。国合智库小语种组涵盖了法、德、日、韩四个重要语种，成了医院的"冬奥多语种部队"。在冬（残）奥医疗保障期间，每位组员24小时保持手机畅通，随时随地准备着提供小语种语言支持，使协和冬奥保障的外语服务能力再上一台阶。

规范英文标识，为国际化医疗服务"清障"

国际合作办公室还承担了一项非常重要的涉奥任务——院区内英文标识的翻译及核对。标识文字的准确性是协和国际化服务水平的最直观体现。确保英文标识规范美观，才能扫清国际患者就诊过程中的语言障碍，为患者提供更顺畅的医疗服务，展现良好的国际形象。

自2021年9月起，国际合作办公室协同后勤保障处、国际医疗部等多部门对院区内近3000处英文标识展开核对修订工作。为保证标识的统一规范，我们认真参阅了《公共服务领域英文译写规范》（国标）和《公共场所中文标识英文译写规范》（市标）等相关规范性文件，对医院的各处英文标识进行了逐一核对及修订。在此过程中，我们发现部分标识的翻译在市标和国标中并不一致，比如"注射室"，国标中的表述是"Infusion"，而市标中的表述是"IV"。针对此类问题，我们咨询了多家国外医疗机构的专业人士，也请教了冬奥检查组专家，综合多方意见建议，对医院的英文标识进行了规范统一。我们经常会为了一个字母、一个连字符与专业人士反复

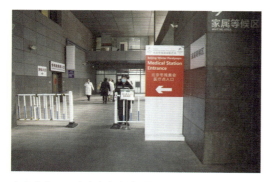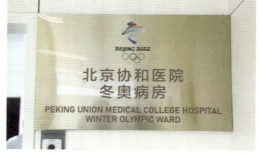

冬奥病房入口处清晰的中英文标识

探讨，只为确定出一个最规范、最准确的标识。这也充分体现了协和人一直坚持的专业精神。看到一个个清晰准确的英文标识更新上墙，全院英文标识也最终顺利通过冬奥专家组的检查验收，我由衷地感到自豪和期待。自豪我为冬奥做出了点滴贡献，期待协和能乘冬奥之风，向世界展示协和的国际形象。

我们每个协和人都是协和文化、中国文化的传播使者。我要以此次冬奥保障经验为契机，努力继续做好协和涉外交往的"清障员"，持续提升协和人的国际视野、国际化服务水平、外语应用能力与跨文化交流能力，为打造代表中国医疗水平的"国家名片"，讲好协和故事、中国故事，推动中国文化走向世界发出自己的萤火之光。

布站小记：PUMCHers 准备好了

陈罡
洲际医疗站医疗官，
肾内科副主任医师。

蔺晨
五洲医疗站医疗官，
基本外科副主任医师。

刘安雷
洲际医疗站医疗队员，
急诊科副主任医师。

洲际医疗站布站小记

奥运，是一场需要超凡耐力才能到达终点的马拉松，而在最后的闭环阶段，则是一场需要竭尽全力才能胜出的百米冲刺。闭环内设有两个协和医疗站，全程保障冬奥会和残奥会。2022 年 1 月 22日，医疗站一队 9 名成员踏雪而至，意气风发地站在冬奥冲刺的起跑线上。

为了准备闭环阶段的冲刺，在过去的那一段时日，我们 9 人都付出了太多。从接到任务的那一刻起，志愿者们需要在短时间内接受高强度的密集训练：冬奥知识考核、线上奥运英语口语训练、现场急救培训、防疫知识培训……即便是急诊出身的刘安雷医生，事后也深有体会地说，接受到了不同以往的、院外现场急救技能洗礼。严格的培训及考核使大家熟练掌握了冬奥会运动项目的高风险发病种类及处置流程。我们体会到自身技能的全方位提升，对提供高质量冬奥服务也信心十足。是的，PUMCHers（协和人）准备好了！

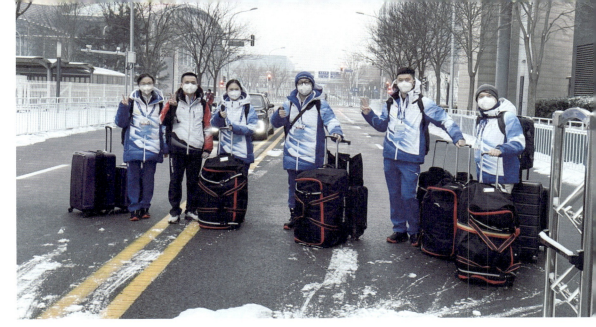

2022 年 1 月 22 日，医疗队员们踏雪前往医疗站，图为部分队员（左起：闫丽、陈罡、宋丹萍、白炜、刘安雷、范俊平）

2022 年 1 月 22 日下午，医院里队伍集结。在凛冽的寒风和北京少有的飘雪天气中，院领导们帮我们整理行李，祝愿我们一定要安全凯旋。整齐的队伍、统一的着装、反复的叮嘱、不断的祝福……飘雪的空中凝聚着协和力量。"祝福冬奥，一起向未来！"我们的呼声响彻了协和，仿佛已经传遍了北京冬奥的每一处角落。

出发，驶入洲际闭环。

就在我们 9 人小分队即将踏进场馆闭环线的前 3 分钟，我们接到一名外方客人的电话，主诉胸痛数小时。我们的队伍跟随救护车一起跑入场馆，拉了第一份心电图，初步明确诊断后，迅速将患者转诊到协和大本营的冬奥病房。

"你们协和人到了，我们可以放心了。"陪同在外方客人身边的酒店人员看到我们整齐的队伍和果断的处置，赞许地点点头。

寒冬凛冽不降协和人的热情，披星戴月彰显协和人的决心。进入闭环稍事休息后，队员们就连夜投入站点布置工作。春节前夕，一群信念相同的协和人暂别家人，齐聚在奥运场馆，大家忙碌充实、干劲十足，友谊的枝叶也在热火朝天的工作中萌芽、生长、茂盛，连接在一起，共同撑起场馆的医疗安全保护伞。

从搬运、清点、组装防疫物资，到摆放抢救箱药品、张贴手卫生、防疫标识，再到放置患者接待床、接待车，设立患者流线指示、测温门，队员们都积极参与、

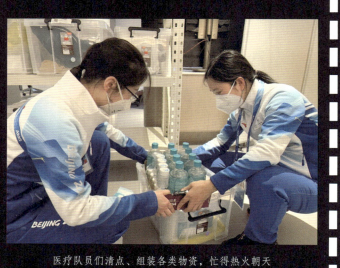

医疗队员们清点、组装各类物资，忙得热火朝天

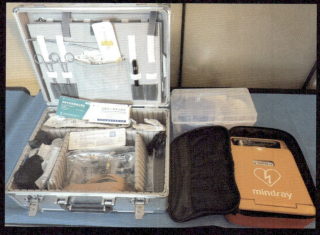

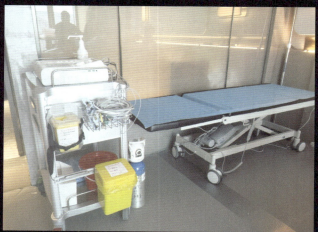

抢救箱药品和物品（上）、患者接待床和接待车（下）整理完毕

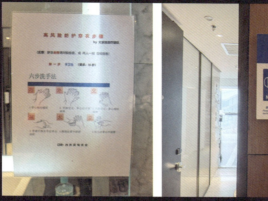
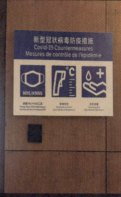

手卫生标识（左）、防疫标识（右）张贴完毕

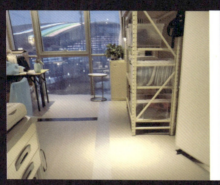
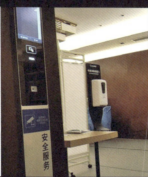

患者流线指示（左）、测温门（右）设立完毕

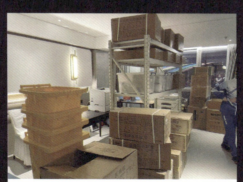

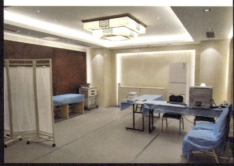

医疗站在队员们的精心改造下，从一开始的小型"仓库"（上）变身为专业医疗站（下）

精心布置，每一处细节都体现着协和人对冬奥会医疗保障任务和人类生命健康的重视。

一开始，我们医疗站完全就是小型"仓库"，经过短短两天的区域设计和物资清点，医疗站变得有模有样。各类医疗制度、文书和防疫规范也逐一落实。一切井然有序，一切正在开始。是的，PUMCHers 准备好了！

五洲医疗站布站小记

2021 年 10 月起，我（蔺晨）就进驻场馆集中办公，与医疗经理史迪和另一位医疗官陈罡一起，做了大量的准备工作。选地划区，设计功能，准备器械、药物、耗材，建立制度，梳理流程，开展多领域业务对接、多场景桌面推演、全场景联合演练……一项项工作，一步步脚印，终于要集结队伍，进入闭环内工作了。

临行之前，我和懂事的女儿约好"分别不哭、相逢要笑"。1 月 22 日清晨，我醒来时，发现床头有一张黄色的爱心面包贴，上面歪歪扭扭地写着——

"My cute dear mom. Hi! Brush your teeth please! And today you will go to 奥运！I'm proud but worried! Hope you do a wonderful JOB! Don't get the Cov.19! Remember to phone me! Love，Judy."

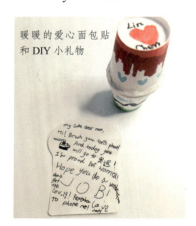

暖暖的爱心面包贴和 DIY 小礼物

我和家人拥抱、告别、出发。在医院集合地，我见到即将一起闭环的战友们。大家都着装整齐，精神抖擞、面带笑容。张抒扬院长、

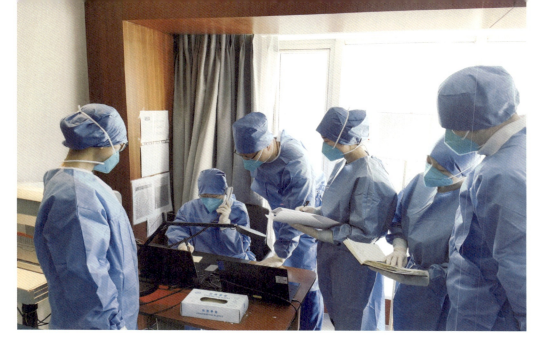

杜斌副院长细心地叮嘱我们每一名队员，一遍又一遍。相关处室的同事们包围着我们，为我们送行。这时的我心潮澎湃，充满了力量，心中只有一个念头：全力以赴，不辱使命！

医疗队顺利完成药品、物资的清点装车。我们出发了！傍晚时刻，五洲小分队的9名队员到达住地。

在闭环内开一个医疗站，地面铺设、医疗器械设备、医疗物资、药品样样不能少。出发前拟订的防疫物资分配计划派上了用场。我们暂时放下各自的专业，全部变身成"布站能手"，连夜开始了分工协作。

布站工作进行得热火朝天，没有人指挥和抱怨，只有协和人的默契合作。擅长电子设备的重症医学科芮曦大夫和血液内科杨辰大夫负责调试电脑和打印机。细心的重症医学科杜微大夫和心内科何叶护士负责清点新增药物并入库。"海拔"最高的心外科位涛护士、幽默热心的骨科彭慧明大夫、无比能干的保健医疗部肖文和白珊珊护士负责规整防疫物资和布置陈设。最熟悉规章制度的我负责整理文书、查漏补缺。

正确、科学、有效防疫是医疗站头等大事。队员们按照医院感染管理处副处长徐梅完善后的医疗站防疫标准作业程序（standard operation procedure，SOP）有条不紊地布置着防疫措施。曾战斗在武汉新冠肺炎重症加强病房的位涛还添加了许多细致却很有效的小措施。

历经数小时，我们终于完成了布站。突然，好像为了庆祝一般，璀璨的烟火在凌晨 5 点的黑夜中绽放开来。霎时间，大家纷纷涌到窗口，原来这里还可以看到鸟巢美丽的轮廓。整日整夜的奔波与辛苦都随着烟花消散。这一刻的记忆犹如最绚烂的烟火，我们激动、自豪，还有作为冬奥医疗队员的无上光荣！

我是协和骨科大夫，我是中国滑雪医生

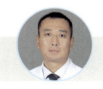

李其一 北京冬奥会、冬残奥会高山滑雪项目滑雪医生，骨科主任医师。

　　我酷爱滑雪，喜欢它的速度、激情和飙升的多巴胺带给我的快感。成为滑雪医生之前，论年数，我是"老炮"，滑了8年；但论技术时，却还是新手。因工作繁忙，每年的雪季，我只能在空闲的周末去雪场过过瘾。在看到北京市卫健委招募冬奥滑雪医生的通知后，我想，作为一个脊柱外科医生，如果能去冬奥赛场救治受伤的运动员，那真的是把工作和爱好结合起来了。我积极报名，通过考核加入了滑雪医生"梦之队"。之后连续4个雪季，我挤出时间进行滑雪训练、急救培训、英语学习及相关考核，滑雪技术突飞猛进，现场急救水平更是与日俱增。

　　2022年1月，冬奥进入倒计时，我们在延庆小海坨山国家滑雪中心（冬奥赛场）全身心地投入了训练。山上最冷时，体感温度达到零下30℃。每天，我们就在陡峭的冰状雪雪道上进行分组救援演习。冰状雪，就是在雪道上注入水成冰。冬奥比赛运动员滑的就是冰状雪。然而，对非专业滑雪人员来说，陡坡上有时站都站不住。只要在冰状雪雪道上摔倒，根本就起不来、停不住，就是一摔到底的超长"呲溜滑"。我们必须适应，不仅如此，我们还要达成"背着15千克重的急救包，快速滑到运动员身边"的目标。

　　滑雪医生救援练习是和巡逻队员一起配合完成的。当运动员摔倒在雪道上后，巡逻队员先滑到运动员身边，如果运动员伤势很重，巡逻队员就会通过手台呼叫指挥中心，请求医疗帮助。此时滑雪医生需要迅速从值守点位下滑到伤员位置。赛道一般是平均每隔100～200米左右设置一个点位，每个点位由一组急救人员值守。抢救时，2名滑雪医生分工协作，评估检查伤员，迅速做出诊断，进行相应处置：剧烈疼痛，给予止痛药、镇静药；四肢骨折，给予夹板固定；大出血，给予止血包扎；呼吸困难，迅速给氧，甚至气管插管；心跳停止，给予心脏按压等等。处置完毕后，滑雪医生协助巡逻队员把伤者转移到雪船上，并拉着雪船转移到山下医疗站做进一步诊治。

滑雪医生的工作听起来可能比较简单，但每一次雪道上的急救任务，国际雪联都要求在14分钟内完成。在陡峭光滑的冰状雪雪道上，争分夺秒地完成这一系列操作，谈何容易？与院内急诊室相比，在雪道上抢救时的环境、设备、人手都是天壤之别。滑雪医生顶着零下30℃的寒风，穿着长隔离服跪下或者趴下，用脚蹬住光滑的雪面努力不让自己下滑，同时还要腾出手为伤员进行检查治疗。薄薄的橡胶手套，2分钟就被冻透了。急救包里只有救命的、有限的诊疗工具，没有护士协助。这时还需要完成沉着冷静的病情判断，快速有效的操作，以及安全的转运。这种反复魔鬼性的训练，枯燥而艰苦。一天的训练结束，经常是刚吃完晚饭，就不知不觉在床上睡着了。4年训练中，队友们相继出现了各种伤病：髋关节骨折、脊柱骨折、锁骨骨折、肋骨骨折、踝关节骨折、腕部骨折、膝关节交叉韧带半月板损伤、脑震荡、冻伤等等，许多人还做了手术，但休息1年，第二个雪季又如约出现在雪场，没有一个人退出。

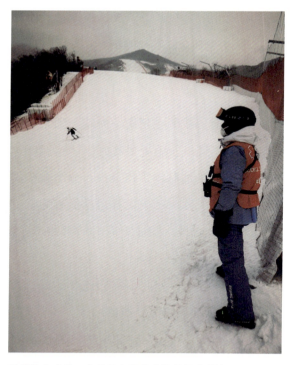

滑雪医生李其一在冬奥会赛道旁进行医疗保障

除了保障赛道，还要保障训练道。国家高山滑雪中心的赛道被国际雪联认定为世界上难度最大的高山滑雪赛道之一，运动员受伤的概率大大增加，救援任务也尤其繁重。大家每天天不亮就起床，在比赛开始前 1 小时，滑到各自的保障位点。比赛开始后，从运动员进入视线，一直到他们滑出，我们守护在雪道旁，目不转睛。一旦运动员摔倒，我们会立即进入冲刺的应激状态。几小时下来，就是眼酸、腰乏、腿痛、脚冷，比赛间隙能在雪地上躺一会都成了享受。这几年超负荷的训练、长时间站立和寒风刺激，导致我的膝盖疼痛也成了家常便饭。比赛期间，我把止痛片的剂量加大到最大。自己的病必须控制好，否则怎么去救别人？

　　冬奥会赛道每个点位都有一组急救人员，是由 2 名滑雪医生（1 名中国滑雪医生，1 名国际滑雪医生）和 3 名巡逻队员（1 名中国巡逻队员，2 名国际巡逻队员）组成。救援模式流程和平时演练时一致。国际滑雪医生历经了多次世界大赛医疗保障，自

中国滑雪医生与国际滑雪医生、国际巡逻队员组成急救小组（左起：中国巡逻队员尚佳琳、国际巡逻队员 Maria、国际巡逻队员 Susan、国际滑雪医生 Eero、中国滑雪医生李其一）

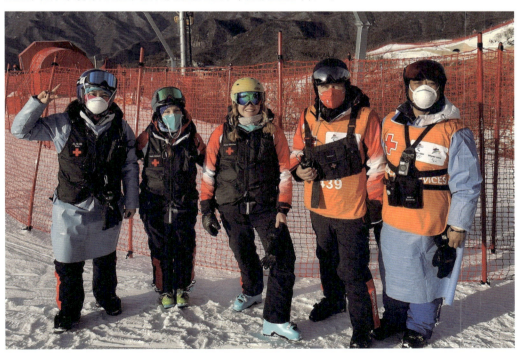

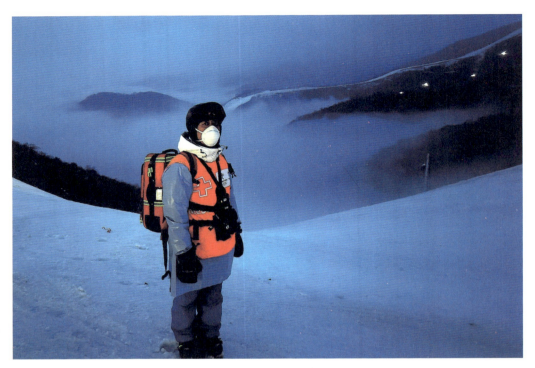

天刚蒙蒙亮，李其一已到赛道旁

是经验丰富。刚开始合作，他们对我们的能力有些怀疑，但没过几天，看到我们扎实稳定的滑行技术和有条不紊的急救操作，不禁刮目相看。其实，我们中国滑雪医生欠缺的只是大赛经验，在随后的工作中，我们的配合也更加默契。

这是一段精彩的人生，我进行了自身的重建与超越，我想这也是体育运动的意义吧。我们每一位滑雪医生都是平凡的人，在生活中，为了各自的梦想而奋斗。在国际赛事的第一现场，能够感受到祖国的开放、富强和希望，不断输出奉献、拼搏与坚持，这是我从医多年习得的最重要的东西，也是我能坚定完成任务的精神支撑。

我记得，那天天色未明，乘索道赶赴医疗站的途中，晨曦风云变幻，东方升起朝阳，照亮了我的内心，流光洒向这片繁荣昌盛的祖国大地，我爱你中国！一起向未来！

手持"飞扬"，我心飞扬

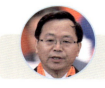

刘正印　北京冬奥会火炬手。感染内科党支部书记，协和国家援鄂抗疫医疗队队长，全国优秀共产党员、全国抗击新冠肺炎疫情先进个人。

  大年初二，阖家团圆的日子，对我而言有着别样的深刻意义。2022 年的这一天，我和副院长杜斌在首钢园进行北京冬奥会火炬接力，而 2 年前的这一天，正是我背负行囊奔向武汉的日子。

  2021 年 11 月中旬，杜斌和我先后被通知，成为北京 2022 年冬奥会、冬残奥会火炬手候选人。我俩确有一个共同的身份——国家援鄂抗疫医疗队员。杜斌是国家卫健委高级别专家组成员之一，此后也多次受国家卫健委指派，指导和参与各地抗疫工作，是人们熟知的"重症八仙"之一。我作为第一批北京协和医院国家援鄂抗疫医疗队队长逆行武汉，在武汉同济医院中法新城院区的重症监护病房工作了 81 天，后来又作为"压舱石"留守武汉，直至新冠重症患者清零。犹记得 2 年前出征武汉时是 2020 年 1 月 26 日，也是大年初二。命运总在一些特殊的时间点打上烙印，2 年后我俩又以抗疫人员的身份成了冬奥火炬手，内心充满奇妙的感觉。

  当天，杜斌和我早早就来到了首钢园准备进行火炬接力，而且正好是由我把奥运圣火传递给他。火炬接力前，我和杜斌商量，到时候我们做个动作吧。他笑眯眯地说都听我的。我就想到，我们都是抗疫人员，抗疫人员的礼仪是不能握手，但可以撞肘。"到时候你就看我动作，我们撞一下胳膊吧。"当我伸出胳膊肘时，同为抗疫人员的他立刻就会意了。我们俩笑着撞了两下胳膊，完成了圣火传递。

北京冬奥会火炬的名字叫"飞扬"，此刻我的心情也是"飞扬"的。我将永久珍藏这一支火炬，也珍藏着这一份荣誉。北京冬奥会、冬残奥会的口号是"一起向未来"，作为医生，我也要发扬奥运精神、拼搏精神，把工作做得更好！

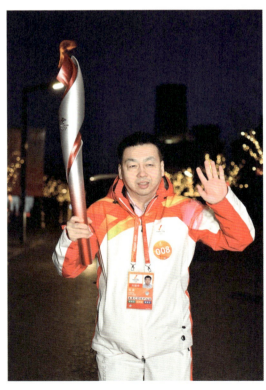
北京协和医院副院长杜斌在传递火炬

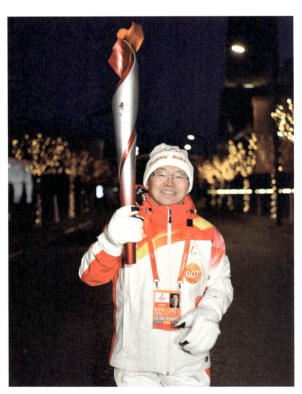
北京协和医院感染内科党支部书记刘正印在传递火炬

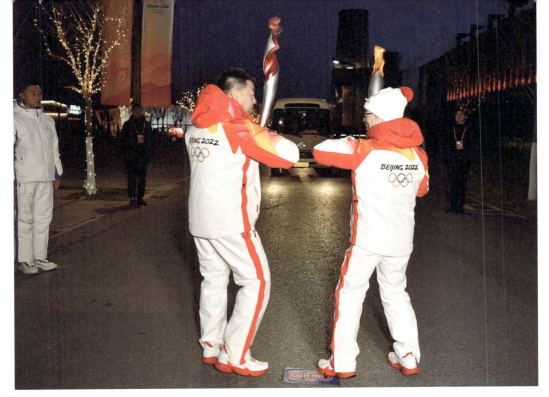

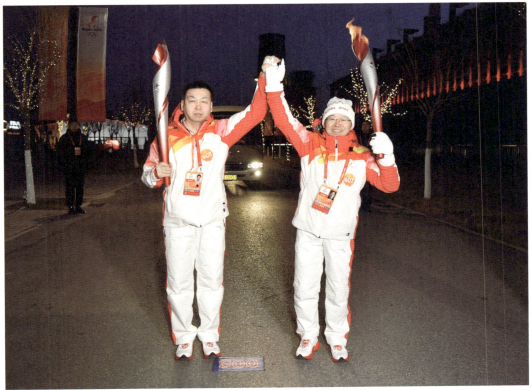

杜斌和刘正印以抗疫礼仪"撞肘礼"完成火炬交接

我和"小鸽子"的冰雪之约

刘志丽　协和冬奥、冬残奥病房医生，血管外科副主任医师。

　　2022年2月4日，立春，也是第24届冬季奥林匹克运动会开幕的日子。晚8点的北京协和医院里，我和在冬奥病房值守的同事们一起观看了开幕式直播。当一群手举白鸽的孩子们奔跑入场，我立马心跳加速，因为我的女儿也在其中。我瞪大双眼试图寻找她的身影，虽然她只是一片小小的雪花，没有特写镜头，瞬间融入巨大的雪花之中，我还是凭借母亲的直觉一眼捕捉到了她。

　　我的女儿小名豆豆，是北京景山学校金帆舞蹈团的一员。2021年10月，她入选冬奥会开幕式表演，也许是天意，没多久我被通

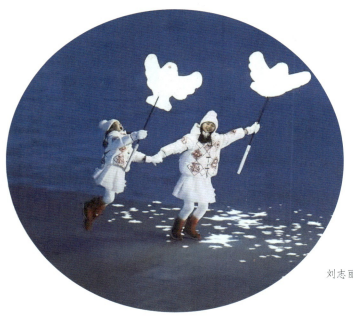

刘志丽的女儿豆豆（右）在开幕式表演中

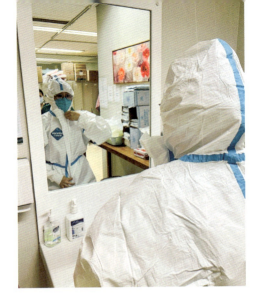

刘志丽准备接诊患者

知在协和医院冬奥病房执行医疗保障任务。女儿和我约定，共同助力冬奥，在屏幕上见证冰雪之约。

我于 2022 年 1 月 4 日正式进入闭环，开始轮值排班。我没想到的是，协和冬奥病房的第 1 例患者也是由我接诊的。

1 月 7 日，轮到我值班，白天刚梳理完流程，突然接到场馆医疗站医疗官、我的师妹蔺晨发来的一条微信："姐，一会有个手外伤患者送去医院。"我马上就穿上防护服进入病房，准备接诊了。

患者的病情并不复杂，手指锐器外伤，整形美容外科的肖一丁医生很快就为患者完成了缝合，也得到了患者本人的多次感谢。然而，因为是第 1 例患者，我和 4 位护士要不停地和各个处室的老师沟通，还要负责患者离院后整个病区的消杀、清理，穿着防护服进行这些工作，脸上不停地出汗，穿着防水鞋套的脚如火烧一般。当我们完成消杀工作脱下防护服时，已是次日凌晨。短暂休整后，我们针对前一天的接诊情况进行了线上复盘，进一步优化流程，以便后续工作开展。

1 月 15 日，爱人告诉我女儿训练时发热，老师通知要接回来并进行流行病学筛查以及治疗。平日家里有 2 个医生（我和我父亲），女儿生病时我爱人从未操心过，此时他显得有些慌乱。好在有科室、急诊科同事们的帮助，女儿顺利就诊，是乙型流感，需要用药治疗几天。

当天晚上，豆豆发烧最高 40.3℃，爱人一次次打电话沟通，问我能不能回家；

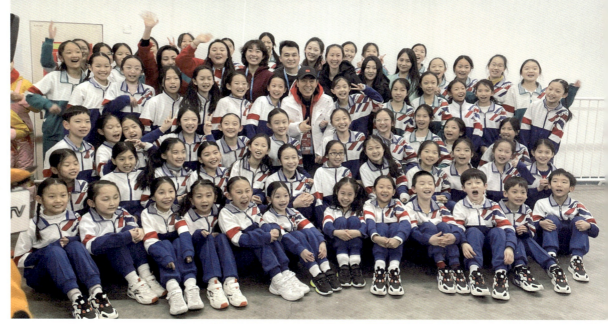

景山学校参加冬奥会开幕式的师生与张艺谋导演合影（张艺谋导演左前为豆豆）

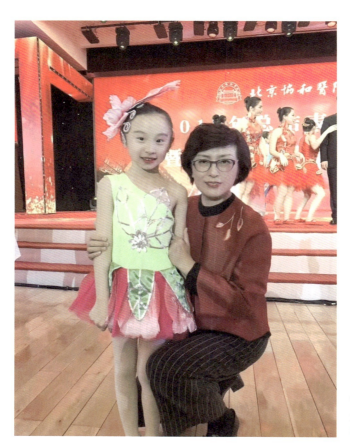

7岁的豆豆参加2018年北京协和医院新春团拜会，深受协和叔叔阿姨们的喜爱，图为张抒扬院长与豆豆合影

协和冬奥日记

当冬奥遇上立春，北京协和医院的24小时

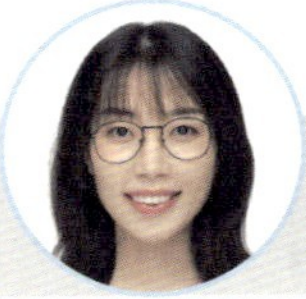

陈饺　宣传处处长助理。

“24”有多浪漫？中国有24个节气，开幕式是2月4日立春，北京冬奥会是第24届冬奥会，开幕式开始时间是20点04分，中国队20点24分入场。伴随奥运圣火在鸟巢以中国人特有的浪漫含蓄的方式再次点燃，绚烂的烟花在空中绽放。北京作为世界上首个“双奥之城”，再次吸引了全世界的目光。

北京协和医院是北京市冬奥会、冬残奥会定点收治医院之一，负责部分赛场、奥运大家庭医疗保障及就近应急转运等任务。除此之外，医院还有门急诊、病房等日常医疗工作。伴随着零点钟声敲响，协和人紧张而又浪漫的24小时开始了——

0点　永不停歇的急诊

每逢节假日，便是急诊忙碌加码的紧张时刻。入夜，抢救室、留观室里，医护人员依旧像脚下安了陀螺，马不停蹄地奔走在病床间。诊室里面对患者的医生们，忘记了此时已是深夜，本应陪在家人身边的他们，为了人民的健康，坚守阵地。

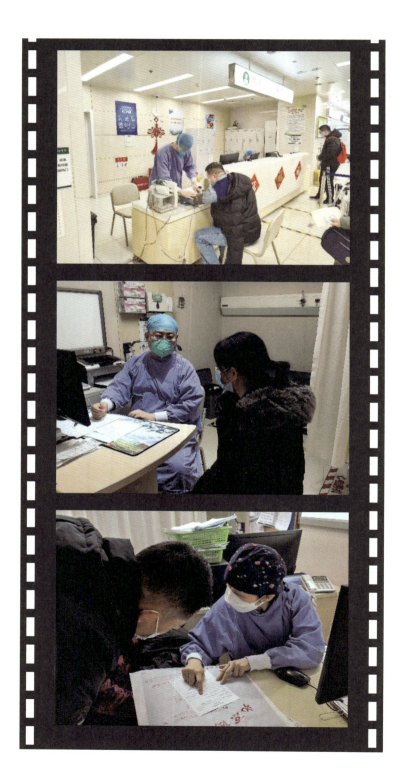

7 点　东西两院同时迎来大年初四首个门诊日

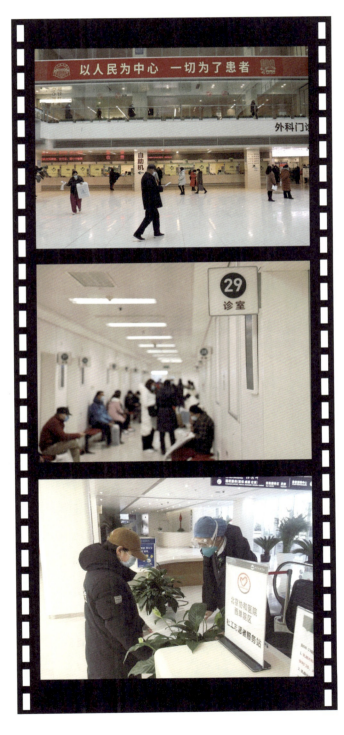

"阔别" 4 日的门诊，在大年初四这一天的 7 点迎来了虎年的第一批患者。协和人以满足群众需求为出发点，以为民办实事为核心，以实现医患双满意为终极追求，不断提升门诊服务与质量。高质量、有温度的医疗服务将是医院永恒不变的追求。

14 点　冬奥会、冬残奥会医疗保障专题调度会举行

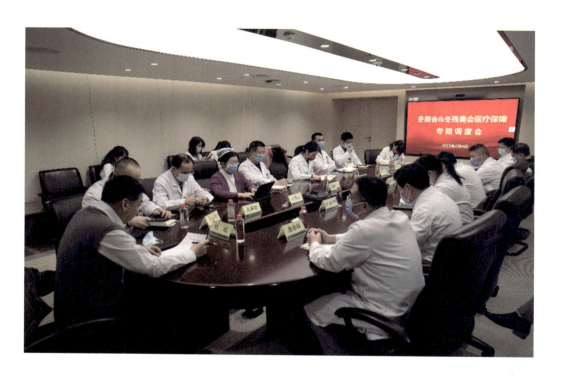

　　会议由杜斌副院长主持，来自 16 个部门的职能处室第一负责人及相关工作人员参加冬奥会、冬残奥会医疗保障专题调度会。医疗保障组、疫情防控组、医院安全组、综合保障组、综合协调组 5 个院级工作组逐一汇报工作重点及难点，及时消项解决问题，并再次明确开幕式相关保障任务，提示关键时间和环节，为确保各项医疗保障工作万无一失做好充分准备。与此同时，各个外派医疗站的医疗队员们也都在默默辛勤工作着，为冬奥会开幕式的顺利举行保驾护航。

15 点　冬奥医疗保障线上多学科会诊召开

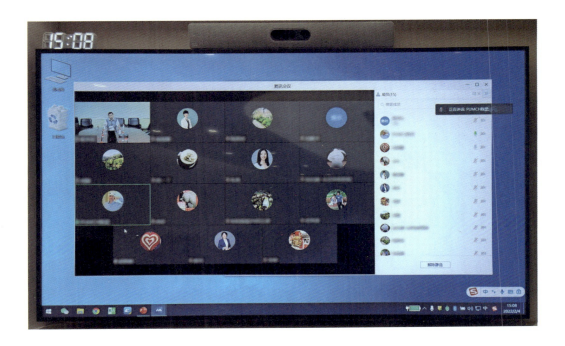

　　在杜斌副院长的主持下，医务处组织相关临床科室与冬奥病房就 2022 年 2 月 2 日来院就诊的腰痛患者组织多科远程会诊。放射科、骨科、肿瘤内科、血液内科、呼吸与危重症医学科、肾内科、康复医学科、麻醉科等 8 个科室参与会诊，会诊专家对检查结果进行了细致分析讨论，确定了进一步诊断和治疗方案。

16点　党委常委会、院长办公会举行

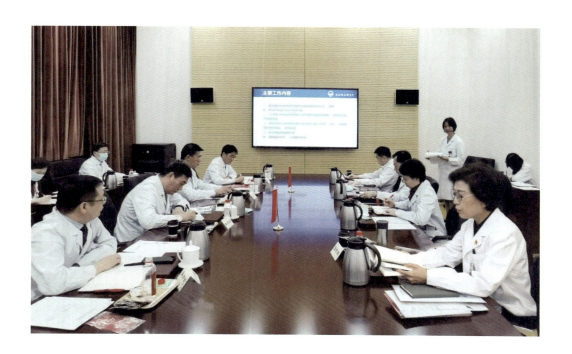

　　一年之计在于春，医院将"稳中快进"发展总基调贯彻到底，大年初四就召开了党委常委会和院长办公会。全体院领导齐聚医院，共同讨论职代会筹备情况、2022年医院重点工作及学科高质量发展专题研讨会安排，为2022年医院高质量发展起好步，开好局。

20点04分　值守人员集中观看冬奥会开幕式

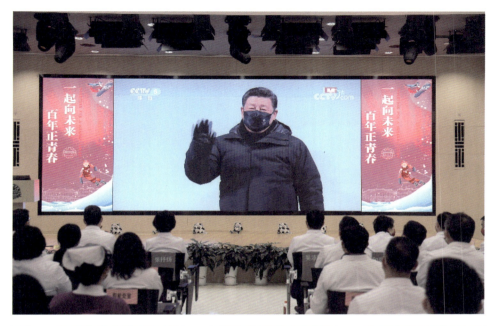

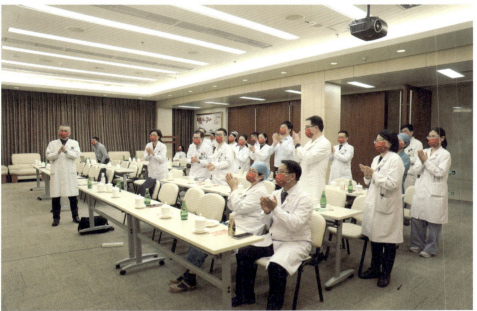

伴随诗情画意的二十四节气倒计时，20点04分，第24届冬季奥林匹克运动会开幕式在北京"鸟巢"国家体育场举行。开幕式期间，现场保障组圆满完成医疗保障任务，各医疗站点平稳运行。全体院领导、中层干部、科主任和各值守人员在坚守岗位的同时收看开幕式。晶莹剔透的"冰雪五环"，浪漫唯美的雪花火炬台，独具创意的环保点火，无一不引人入胜，当中国代表团步入会场时，掌声经久不息。

23点30分　备勤结束

展现中国人特有浪漫情怀的开幕式已经结束，扣人心弦的体育赛事即将精彩呈现。协和人使命必达，以"严谨、求精、勤奋、奉献"的协和精神，为冬奥医疗保障贡献协和力量，让协和精神在奥运赛场焕发时代光芒。

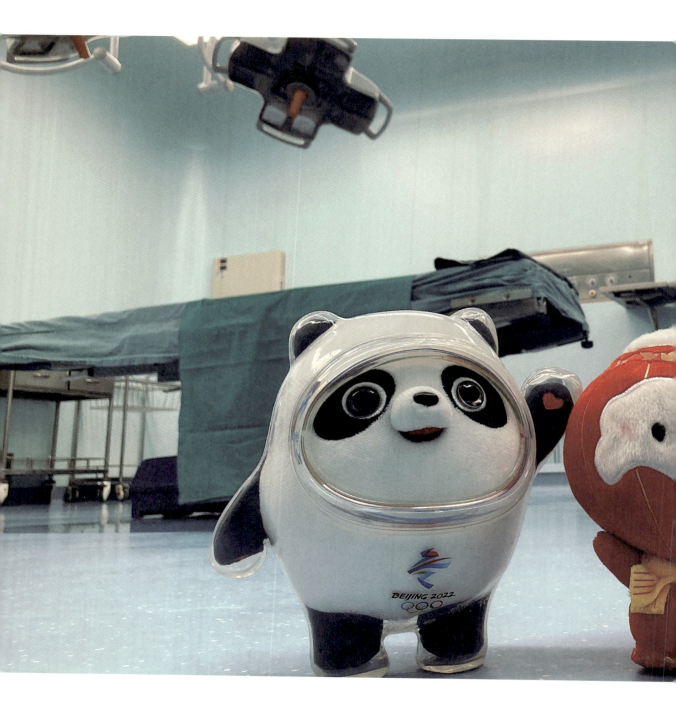

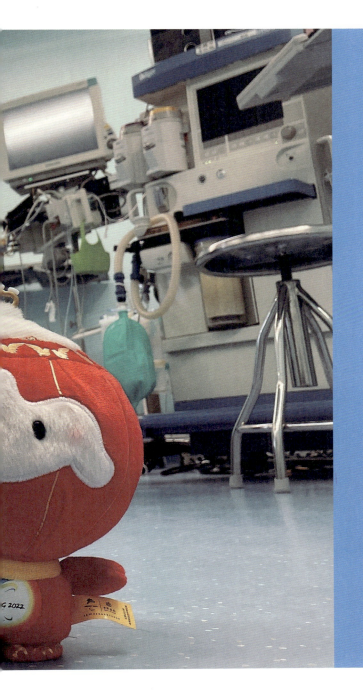

第二篇
迎难而上
精心救治患者

开幕，是奥运赛场的发令枪
医疗的别样赛道上
也开始了协和人的百米冲刺
在闭幕的终点处
没有奖牌，却有着同样的荣光
没有欢呼，却有着真挚的感谢

让协和精神在冬奥站点熠熠发光

蔺晨　五洲医疗站医疗官，基本外科副主任医师。

建站：将细节追求到极致

2022 年 1 月 23 日，多云转阴。

这是令我记忆犹新的一日，历经与医疗经理史迪、医疗官陈罡共同前期筹备，大后方每一位参与的协和人孜孜不倦地努力与追求细节，从功能设计、选址、建制、分区、运营计划、订物资、施工验收、建台账，到数不清次数的场馆踏勘、多

1 月 23 日凌晨 4 点，庆祝五洲医疗站布站成功留念

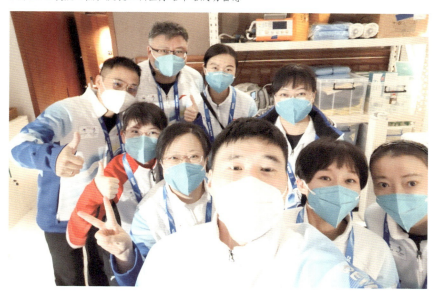

业务领域桌面推演、全流程实地演练、打磨优化流程、志愿者岗前培训近200小时，眼看着协和冬奥保障驻扎五洲片区的大家庭酒店贵宾医疗站一点一滴地，在这一天清晨终于破茧成蝶，顺利开站！

进入大闭环赛时保障时期，作为五洲医疗站医疗官，我与协和的8位同事、来自北京急救中心的9位老师并肩作战。

在这里，医疗站俨然变成了被所有队员拼命宠着的"小公主"，每天大家都在想方设法给她"装饰点缀"。热心幽默的彭慧明在打开急救箱清点时，顺手给各种仪器、设备贴上了标签和型号，是的，他居然带来了标签机！不愧是追求每一个细节完美的协和外

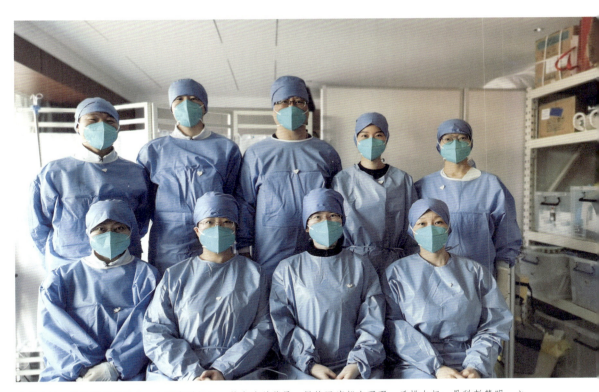

前排左起：保健医疗部肖文、血液内科杨辰、基本外科蔺晨、保健医疗部白珊珊；后排左起：骨科彭慧明、心外科位涛、重症医学科芮曦、心内科何叶、重症医学科杜微

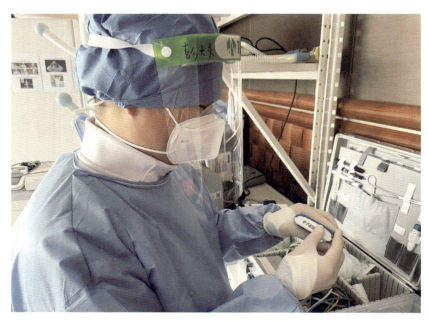

骨科彭慧明在给抢救箱内的仪器贴标签

科医生。

　　心细如发的保健医疗部护士白珊珊早早就分类打印了各种应急电话簿，装在透明的文件袋里，贴在了树皮色的木板墙上。"为什么要张贴在这儿？""因为打电话时脸朝右边，就近原则呐。"不得不慨叹一声佩服。

　　接血液内科医生杨辰的班总是无比舒适，因为她会悄悄把所有电脑文件整理得妥妥当当，梳理得清晰明了。

　　这样的悉心"点缀"还有很多很多……黏性白板被张贴在屏风上，每完成一项打个钩，因为好记性不如烂笔头；萌萌的花体"医疗站"英文字样配上醒目的箭头，打印张贴到电梯门口对面的墙上，为大家指路医疗站；发现外方工作人员更喜欢邮件联系，于是秒申请公共邮箱，值班手机也能登录，连个性签名都给每人设置好了……就是这么协和速度！

　　协和人，讲究严谨、求精，认为细节决定成败。在医院里我们体会并不那么

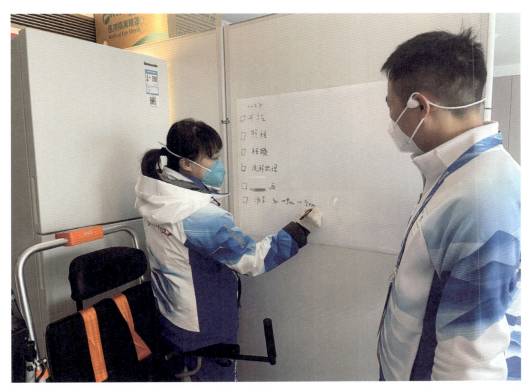

保健医疗部肖文和骨科彭慧明在白板上梳理当日工作计划

深刻，因为周围人都是这样做的。然而来到冬奥医疗站，队员们虽然来自不同的科室，行动却出奇地整齐划一，我们恍然，原来协和精神早已深深镌刻在每一个协和人的骨子里。

开站：顺利完成首次接诊任务

早上，我们将随诊一位胸痛的奥组委外方工作人员（以下称 P 先生）。昨日 P 先生已经来到协和冬奥病房完成胸痛筛查，这是我们接诊的第一位外籍工作人员。美丽而智慧的心内科何叶护士检查仪器设备、清点药单、配液消杀、准备预检分诊

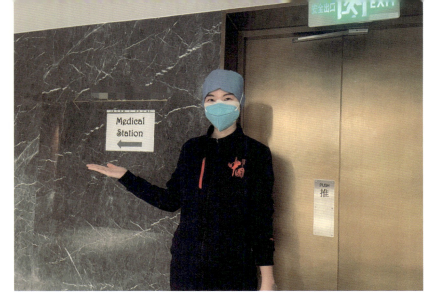

心内科何叶在电梯厅对面墙上增加医疗站方向的标识，特地选了一款萌萌的花体

表。看到她，我想起热播电视剧中的"美小护"，明明能靠颜值吃饭，偏偏要靠实力。这可能也是协和护士老师的一大特色吧，我心存敬畏地想着。

重症医学科芮曦医生通过视频与冬奥病房徐凯峰教授进行沟通，了解病情，研读检查检验结果。此时，我们仿佛身处协和病房，需要会诊时永远有专家支持。"芮·福尔摩斯·曦"，我私下喜欢这么称呼他，他在我们队员中年龄最大，而且思维缜密，临床判断以准确迅速著称，有着丰富的医疗保障经验，是我们的"定海神针"。

很快，半小时过去了。P先生来到诊室，他长期跑马拉松，这次出现了胸痛持续不缓解的症状，所以有些焦虑。他很健谈，一开口就不住地夸赞昨天在协和冬奥病房的愉快经历，说那里的医生既专业又温暖，给他留下最深的印象。我自豪地说："那是我们的家，我一定把您的感谢带给他们。"大家边聊边完成接诊，从故宫到协和老楼再到北京冬奥，从言语间能感到，P先生今天状态非常好。自此，医疗站顺利完成了首次外方接诊任务！

充实：记录普通的一天

2022年1月26日，晴转多云。

医疗站是24×7服务保障模式。我们负责的两个酒店的贵宾医疗站，为来自84

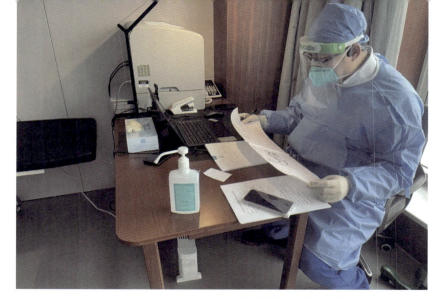

个国家的奥委会主席、秘书长等贵宾 800 余人及几千名中方工作人员提供医疗保障、心理疏导、现场急救、防疫转运，以及开闭幕式协助集结等工作。

每日清晨，医疗站都在延续协和传统的交班制度。又美又飒的医疗经理史迪组织四站联合、具有浓厚协和风格的线上交班，迅速而高效地将昨日的接诊工作进行复盘。每一次行动、每一次接诊、每一次处置……大家都在积极地通关"一起来找茬"，比比谁发现的问题最多。随着不断地协同改进打补丁，我们的服务和管理也越来越完善了。

这一天的白班是血液内科医生杨辰和保健医疗部护士白珊珊，这个搭档堪称绝配。两位女将，都是梳理和管家的一把好手，专业更是不必提。进入闭环前，杨辰规整打印了所有有用的医疗文件，完成医疗系统药物录入，把进闭环后的摆站时间缩短半日。白珊珊则细心整理了和 17 个业务领域对接的应急电话簿。这让我想起"娘家"流行的一句笑谈：协和人擅长"自治"。

美丽干练的重症医学科医生杜微和援鄂小伙、心外科护士位涛交接班时，两人有条不紊地完成清洁消杀、药品核对、防疫物资台账、医疗垃圾处理、急救设备状态检查、医疗系统核对、医疗日报汇总、随诊列表整理、交接班本填写等日常工作。突然，值班手机铃声响起，杜微娴熟地滑动屏幕开启公放，"Hello, medical station of……"流利且自信的英语交流声传来，瞬间忆起"娘家"国际合作办公室

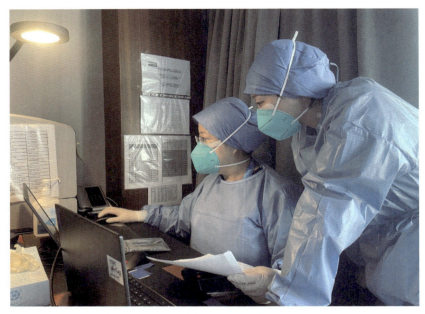

血液内科杨辰（左）和保健医疗部白珊珊（右）在梳理文件

精心准备的一轮轮进阶式国际语言和涉外礼仪培训，每位队员经历的一遍遍医疗、急救、突发事件、防疫等培训和演练，凝结着众多"娘家人"和全场馆多领域的通力合作。眼前的一幕，也就变得顺理成章了。

完善：让优秀成为一种日常

2022 年 1 月 28 日，晴。

心外科位涛护师别看年纪小，却已经接受过驰援武汉新冠重症病房的洗礼。位涛是今天的白班，他和重症医学科杜微姐姐搭档。这个搭配可是相当稳。杜微平日言语不多，经历几位患者的诊治可以发现，她说话前喜欢先默默分析，随后再一针见血地指出来，切中要害。这可能是重症医学科的常见工作模式吧，医生要从眼花缭乱的指标和信息、曲折复杂的病情中快速提取要点，迅速解决问题，需具有内外兼修的功力。

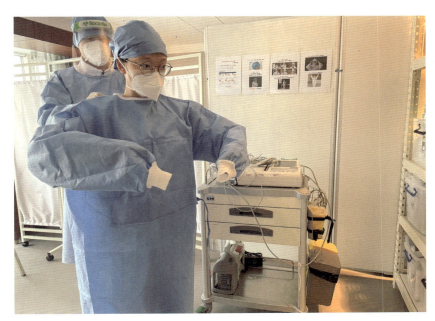

重症医学科杜微（右）和心外科位涛（左）正在准备接班

这天线上交班接近尾声之际，医疗站迎来了一位棘手的患者（以下称 B 先生）。B 先生因皮疹忍了几日才来就诊。然而医疗站并没有配置皮肤科专科医师，按照流程，他将被转运到我们的后方大本营——协和冬奥病房进一步诊疗。B 先生见状急忙给我们展示他排得满满当当的行程表。

我们果断求助"娘家"大本营。医务处迅速响应，第一时间联系了皮肤科王涛副主任医师。不过十分钟，远程会诊顺利启动，看着视频中的王教授与 B 先生流畅的一问一答，尽管隔着屏幕，但彼此的轻松交流很快融化了空间与心灵的距离。问诊、查体、诊断、用药，一气呵成，B 先生的问题解决了。他对医疗团队的专业性和解决问题的能力很是佩服，还为我们手写了感谢语。

送走 B 先生后，协和大后方将此次发起的医疗站线上会诊流程进行梳理，具体到工作日、节假日、夜间的不同联系电话都详细列出。将好的案例流程化、制度化，让优秀成为一种日常，这，就是协和人的习惯。

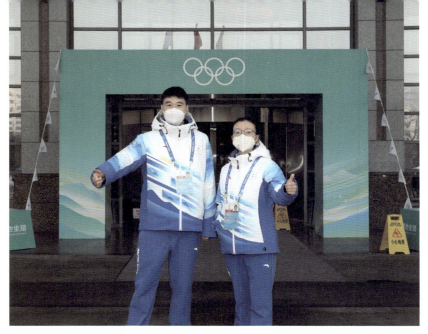

心外科位涛和重症医学科杜微留下的搭档合影：一起向未来，耶！

激励：保持优异且热情的医疗服务

2022 年 2 月 23 日，晴。

场馆医疗站已妥善闭站，望向明媚的春光，我不由回忆起一位国际奥委会官员（以下称 D 先生）从言辞犀利到笑容满面的就诊情景。经过冬奥会前培训的我们深知，患病的不适与痛苦会加重心理压力，帮助患者保持心理健康很重要，也是我们的保障任务之一。我和重症医学科芮曦、心内科何叶一起接待了他，我们请 D 先生进站，一边问诊查体，一边和他聊工作生活情况，才发现原来这是一位"中国通"先生，来京多次，十分喜欢北京文化。

当聊到北京协和医院坐落在他喜欢的王府井大街旁边时，D 先生的眼睛瞬间亮了起来。原来，12 年前他曾来到王府井出差，那时第一次胸痛发作，就到协和心内科就诊。D 先生绘声绘色地描述起当时的场景：那位专家真的特别厉害，摸着我的脉搏感受一段时间，然后给我讲解病情，居然和我回国后的诊断结果一模一样！

一段 12 年前的记忆慢慢展开，见到同样来自协和的我们，D 先生感到亲切且有共鸣，因为生病而生的烦躁焦虑渐渐转为喜笑颜开。走之前 D 先生特地留下感谢的

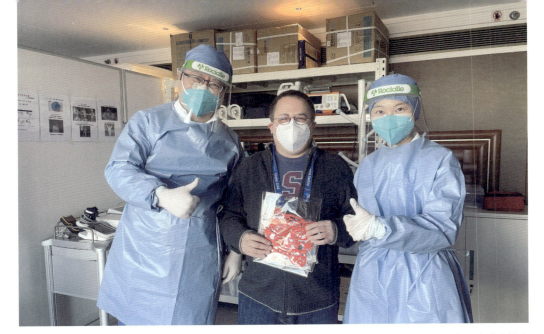

D先生（中）与重症医学科芮曦（左）、心内科何叶（右）开心地合影留念，感谢志愿者巧手分享的可爱老虎窗花

话语。经他同意，我们将感谢信展示并翻译如下——

Great and easy service! Thank you! Appreciate all of you going into the bubble for us! Keep up the great and enthusiastic work!

出色而便捷的医疗服务！谢谢你们！也感谢所有为我们进入闭环保障的医护人员！请加油，继续保持优异而且热情温暖的医疗服务！

那一幕好似定格在记忆中。我们也被患者小小的善举激励着。

我的脑海中不由自主地闪过来自服务对象每一次真诚的致谢、来自国际奥委会的肯定与赞扬，暖心、热情、无微不至、家的温暖……这样的字眼几乎存在于每一封信中。作为协和人的自豪感、作为医者的荣誉感油然而生，我们充分践行着协和医疗团队"全力以赴、不辱使命"的初衷，把有温暖的协和医疗印记在这冰雪般纯洁的奥运，让协和精神在冬奥站点熠熠发光。我们将把这份感谢化为前行动力，努力让协和有温度的医疗滋养每一位患者的心。

新春援"奥"记

汤铂　重症医学科主治医师。

2022年1月31日，农历辛丑牛年除夕，距北京冬奥会开幕还有4天。

全国人民都沉浸在欢度新春、阖家团圆的喜悦中，同时也对时隔14年后即将再次在我国举办的奥运盛事满怀期待。与千家万户一样，我和家人吃完年夜饭，正围坐在电视机旁观看春节联欢晚会。当晚11点，急促的手机铃声响起，隆云主任打来电话："北医三院延庆院区（延庆区医院）有一位涉奥外宾病情危重，休克合并急性肾衰竭，需要你立刻前往支援！"

零点钟声敲响，我已经和同样接到任务的北大医院肾内科周福德教授坐上了奔赴延庆的汽车。春节凌晨的京藏高速空旷寂静，只有风

多学科专家讨论病情（右一为汤铂）

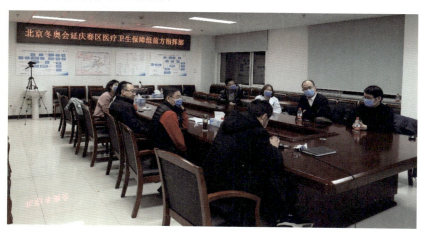

驰电掣的汽车带着我们冲向远方的"战场"。凌晨一点半，我们赶到了延庆区医院内的冬奥医疗卫生保障前方指挥部，立刻投入争分夺秒的抢救治疗中。

指挥部内灯火通明，在与前期救治专家交流后，我们得知患者是一位58岁男性外籍奥委会官员。3天前即出现明显腹痛、腹泻、呕吐，进食减少，精神变差，既往有糖尿病，已排除急腹症。在我们赶到医院前，患者已出现呼吸不规律、深大呼吸，呼吸频率达到41次/分，伴有心率快、血压低、四肢湿冷等休克表现。血气分析提示 pH＜7.2，血乳酸明显升高＞15mmol/L。因无尿，正在持续进行床旁血液滤过治疗。经过讨论，我们迅速确定患者为糖尿病乳酸酸中毒可能性大，合并呼吸衰竭、分布性休克、急性肾衰竭。

由于患者已出现严重酸中毒，呼吸、循环都处于崩溃边缘，我决定采取滴定式复苏治疗，以分钟为单位，不断评估患者病情走向，谨慎调整治疗措施。患者的生命体征、检查化验结果、治疗措施和治疗反应在我们和床旁医生之间不断交流传递。大家始终处于高度紧张的工作状态中，大脑也在不断分析思考患者的病情演变。临近清晨5点，患者呼吸逐渐平稳，血乳酸也出现明显下降，酸中毒逐步纠正，尿袋中开始出现少量茶褐色尿液。我终于长舒一口气，才感觉到彻夜工作的疲惫和

救治专家组合影（左四为汤铂）

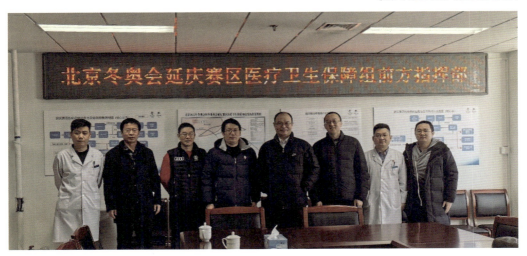

饥饿。这时，农历虎年的第一个清晨也已悄悄到来。

大年初一上午和下午，我和专家组的同仁们讨论了患者的病情和治疗方案，形成书面材料报告上级。日间患者的病情整体趋向好转，然而在当晚 22 点，患者又出现脉搏血氧饱和度下降，伴有心脏指标的波动！

病情变化就是命令。我们再次集结，完善超声心动图、肺部超声、血流动力学等评估，调整心脏治疗相关药物，加强容量管理，改善氧合状况。一个个难关被我们攻克。又是一个不眠之夜后，患者病情趋于好转，循环趋于平稳，氧合改善，精神、体力都在逐步恢复。

为了给予患者更好的治疗和康复，经过专家组协商，患者将转到北医三院本部进行后续治疗。当地卫健委充分肯定了我们之前的工作，并希望我继续留守，为转运工作提供专业性建议和把关。我与 120 转运救护车及两个院区的医生进行沟通，将转运前、中、后所需的各项救治器械和药品落实，交流了前期治疗经验，确保了患者顺利转运至北医三院本部。

经过后续的治疗，2 月 6 日患者平安出院。在出院之际，患者专门为参与救治的医护人员写了封感谢信："Dear all，finally we made it and today I am going out of the hospital happy and healthy because you……You are my heroes，you saved my life and I am eternally grateful for this… I love you all."（致所有人：我们成功了！今天我能快乐健康地出院是因为你们的救治。你们是我的英雄，你们救了我的命，我永远感激你们，我爱你们所有人。）

北京冬奥会、冬残奥会的成功举办，凝聚着全国人民的心血和努力。我作为一名协和人能够参与其中，在另一个赛场为国争光，是我的荣幸。冬奥医疗救援经历给我留下了深刻的记忆，也将激励我在未来的岁月里救死扶伤，攻坚克难。

记一次惊心动魄的急救

白炜
洲际医疗站医疗队员，
风湿免疫科副主任医师。

石穿
协和冬奥、冬残奥病房医生，
内科主治医师。

　　协和冬奥医疗保障团队的工作，每天也是平凡甚至琐碎的。然而，当危急重症患者需要的时候，每个人闪耀的一点点亮光，汇聚到一起，就是一道闪亮的光辉。2022年2月2日，一位肯尼亚籍奥委会高级官员突发疾病，在洲际医疗站与协和奥运病房的生命接力下，患者最终无恙安返。医疗站的白炜和奥运病房的石穿共同记录下这惊心动魄的一天。

洲际医疗站

　　2月2日8点整，穿戴整齐的我和小伙伴像往常一样，开启在医疗站一天的工作。

　　午饭过后，一阵从没有过的急促敲门声打破了平静，"Emergency! Urgent! Medical team needed!（紧急情况！呼叫医疗小组！）"在里屋的我隐约听见几个刺耳的单词，忙不迭地冲了出来。这时我们的值班电话也响了起来，医疗官陈罡在电话里急促道："老白，会客室有紧急情况，马上过去！我也马上到！"

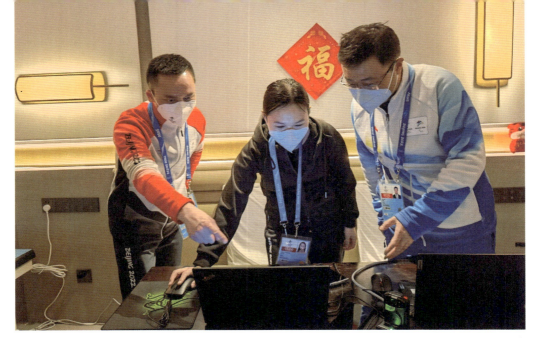
医疗站医生护士在工作中（左起：陈罡、宋丹萍、白炜）

在培训中演练过多次的急救场景，今日真的上演了。尽管已经在培训里一遍又一遍演练，尽管已经在脑海中一遍又一遍复盘，但我还是感受到了肾上腺素飙升的紧张。在会议室众人的"注目礼"下，我冲到会客室，先我一步抵达的宋丹萍老师已经完成了对患者的初步评估，快速测量了生命体征，"神志清楚，血压160/100mmHg，心率正常，指氧正常。"

经过简单沟通，我们得知，这位高龄患者前一天晚上曾有过胸痛，今日中午再发胸痛，持续不缓解。既往病史不详，可疑糖尿病，血压情况不清楚。我们复测血压基本同前，但老人显得非常虚弱难受。

医疗官陈罡快速询问了患者的基本情况，从有限的信息来看，高度怀疑是心脏的问题。陈罡嘱咐我迅速返回医疗站取心电图机过来，由他和护士老师在现场继续救治，沟通后续事宜。

心电图检查的结果很快出来了。万幸没有提示急性心梗的"ST段抬高或压低"的图形变化，不过在一些导联上可以看到Q波形成，提示既往心脏缺血的可能性。

看着我们有条不紊地处理，在场的外方人员都稍稍松了口气，其中有人对我们团队竖起大拇指。然而这时，老先生轻轻捶打胸口，同时示意我们他想呕吐。陈罡和宋丹萍迅速掏出抢救车里的备用黄色垃圾袋！在我们拿到沙发前展开的一瞬间，老先生再也抑制不住胃肠道的反应，大口呕吐起来。

呕吐过后，同时经过吸氧和药物治疗，老先生不适的症状有所缓解，"我感觉好多了，谢谢你们。"老先生虚弱地说。

"120 的转运团队马上就到，虽然您感觉好一点了，我们还是希望将您送到医院，进一步评估和治疗。"陈罡轻抚患者的后背说。

几分钟过后，120 战友们赶到，老先生被搀到担架上。很快被转运到了协和医院冬奥病房继续接受治疗。

协和冬奥病房

2 月 2 日下午一点半，我们刚刚送走一位常规诊疗患者，就突然接到前方医疗站电话——"请冬奥病房准备！我们 30 分钟内将转运一位急性胸痛患者来院！"

我们立即启动了胸痛患者应急流程。一边与医疗官陈罡保持联系以获取更多病史，一边呼叫心内科副主任刘震宇对医疗站发来的心电图进行远程会诊。我们了解到患者还发生了一次呕吐，大约 500ml 的咖啡样胃内容物也将一同被转运到医院。

半小时后，老先生入院。我们迅速展开问诊、查体，以进一步明确病因。结合心电图、心肌损伤标志物结果，刘震宇首先排除了急性冠状动脉综合征的可能。老先生胸痛合并呕吐，呕吐物中含有血液成分，会不会是急性消化道出血呢？

我们尝试着对他进行禁食水、抑酸、补液治疗，在一系列处理后，老先生疼痛、呕吐症状迅速缓解，生命体征及血红蛋白水平稳定。这时候，一场围绕"全麻下胃镜检查"的术前多科会诊也迅速组织了起来。

麻醉科主任黄宇光和副主任裴丽坚、消化内科主任杨爱明、心内科副主任刘震宇通过讨论，很快就确定了麻醉方式、术中和术后的预案。在防护措施下，裴丽坚和兰岭以高超的技巧为患者实行气管插管下全身麻醉，杨爱明娴熟地通过消化道内镜全面观察患者的上消化道情况。庆幸的是，内镜下并未发现活动性出血，也未见到严重的消化道疾病。

在诊疗过程中，协和医师们克服了语言障碍，对病情、检查操作进行了充分解释，并不断安慰、鼓励患者，消除了患者最初来院时的紧张。老先生迅速转危为安，经过持续一夜的救治，患者次日清晨已恢复进食，并回到了他的工作岗位上。

协和人的快速响应、多科协作、人文关怀得到了国际奥委会主席巴赫先生的高度赞扬，多名人员发送致谢的短信："Thank you for your excellent work！"（感谢你们的杰出工作!），"Thanks a lot for you quick and good medical care！"（感谢你们快速优秀的救治!）

我们是高山滑雪赛场的健康守卫者

邓侃　北京冬奥会、冬残奥会高山滑雪项目滑雪医生，加拿大滑雪教练协会（CSIA）双板滑雪 2 级教练，神经外科副主任医师。

2022 年 2 月 7 日。

昨日，国家高山滑雪中心的小海坨山顶狂风大作，男子高山滑雪速降决赛经历了不断延误，直至取消的曲折。最终，男子速降决赛改在今日，与女子大回转决赛先后举行。

同日举行两场高山滑雪决赛赛事，这在世界顶级比赛中是极其罕见的，对我们医疗救援能力也提出了更高的要求。

清晨医疗队集结时，更衣室里少见的安静。小伙伴们都暗自摩拳擦掌，誓要在今日大展身手。

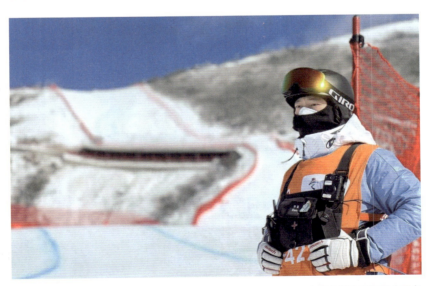

全副武装的滑雪医生邓侃

今晨，女子大回转第一轮比赛率先开赛。世界排名第一的美国名将米凯拉·希弗林竟然在第 6 个旗门摔倒，遗憾地退出了金牌争夺。而且第一轮比赛结束时，80 多名参赛选手中有 23 名出现了摔倒。虽然没有严重伤情，但所有医疗救援队员都感受到了肩上沉甸甸的重担。

男子速降决赛在中午 12 点开赛，第 2 位出发的运动员就在陡峭的"海坨碗"赛段高速冲出赛道，身后扬起数米高的茫茫雪雾。他躺在地上一动不动，大家的心都提到了嗓子眼上。

医疗救援队员们火速从山顶出发，背着急救背包、推着救生船，像空降奇兵一样速降到受伤运动员身边。我们精准研判，对运动员进行初步处理，将其安全移出赛道，向停机坪医疗站转运。及时专业的救治赢得了赛道旁教练和观众们的掌声。很快，中断的比赛就恢复了。

或许是受到我们医疗救援队坚定信念的感召，后续的速降运动员没有再出现特殊意外情况，男子速降决赛顺利结束。

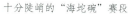
十分陡峭的"海坨碗"赛段

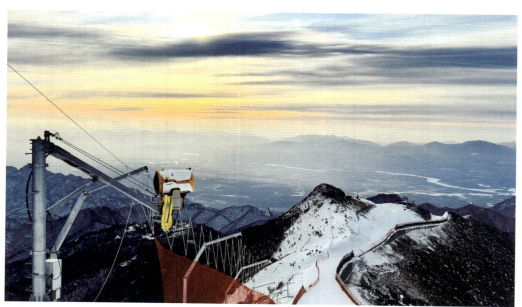

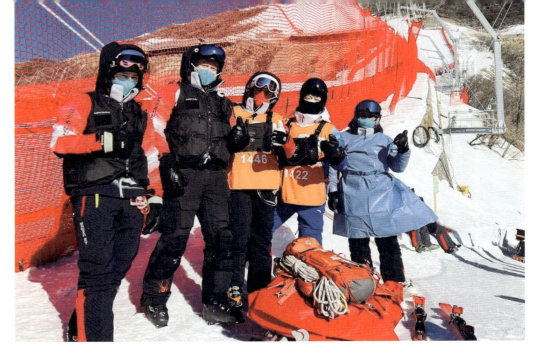

滑雪医生和巡逻队员合影（左起：瑞典国际巡逻队员 Joakim、美国国际巡逻队员 Daniel Voltz、奥地利著名创伤外科专家、资深国际滑雪医生 Erica Altenburger、北京协和医院神经外科医生邓侃、国家高山滑雪中心巡逻队员岳成瑞）

　　救援队员们来不及吃中饭，就迅速转场至竞技赛道医疗点，为女子大回转决赛的医疗救援保障工作做准备。

　　决赛精彩纷呈、竞争激烈，第一名的位置不断被不同的运动员取代。倒数第 6 位出发的美国运动员表现非常出色，在计时点不断刷新着最好成绩。眼看她就要冲线了，却在最后一个旗门失去了控制，身体及雪板在空中旋转了数圈，重重地砸落在地上。运动员痛苦地扶着左腿，低声呻吟，让现场所有的工作人员和观众都揪心不已、焦急万分。

　　位于终点线附近的医疗救援队几个箭步冲到运动员身边，立刻展开了医疗救助。更多救援队队员们也紧急赶到现场，进行详细检查，并给予镇痛、固定等应急处置，随后将其送往医疗站。

　　经检查，该运动员确定为小腿开放性粉碎性骨折，于是立刻被送往延庆医院，在 1 小时后就做了急诊手术。术后，她在个人社交媒体上发文表示自己在受伤后得到了妥善医治，并向医疗救援队表示感谢。

　　今天，在两场决赛同日举行、多名运动员出现复合损伤的情况下，高山滑雪医生的应急医疗处置能力得到了充分检验，我们也更加自信坚定。我们就是冬奥和冬残奥赛场上的健康守卫者，全力守护着每一位驰骋雪场的运动健儿。

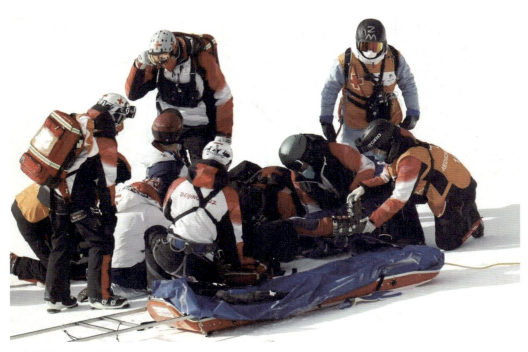

医疗救援队现场救助伤员

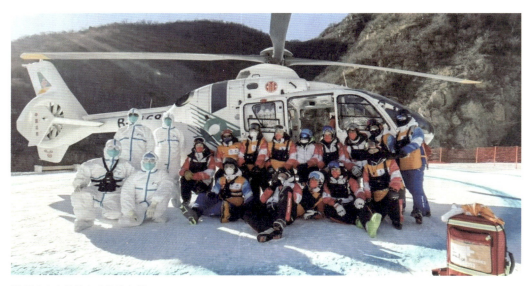

滑雪医生在救援直升机前合影

"双奥医生"用中医按摩折服外国人

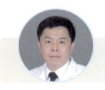

周班　2022 年北京冬奥会会诊医生，2008 年北京奥运会网球馆志愿者，康复医学科主治医师。

2022 年 1 月 20 日。

我接到冬奥病房电话，一位国际奥委会官员 C 先生因为急性腰痛入院，C 先生年轻时曾受过外伤，一旦工作繁忙就会犯病。他在东京夏季奥运会期间就已经出现腰痛加剧的症状，也尝试过很多治疗方法。这次腰痛严重发作后，他被转运到北京协和医院冬奥病房接受进一步治疗。在骨科、麻醉科、康复医学科的共同评估下，给予了"药物＋封闭＋理疗"的组合式治疗方案，由我为患者实施中医按摩治疗。

会诊专家康复医学科周班（左）和刘颖（右）进入冬奥病房前

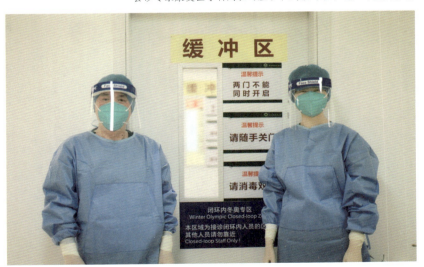

我在防护条件下为 C 先生进行了 20 分钟左右的按摩治疗。对于急性肌肉损伤，中医按摩治疗传统技法有按法、摩法、擦法。我在 C 先生的病患处进行按摩，以达到舒筋活血、滑利关节的作用；以中医点穴技法在其腰部、背部进行点穴治疗，以达到活络经脉、兴奋肌肉、局部放松的效果。20 分钟后治疗结束，几乎快要睡着的 C 先生感觉到了"前所未有的轻松"，身体的灵活度也明显提高了。"我接受过很多按摩治疗，中医按摩真的太神奇了！"

　　念念不忘，必有回响。此后没过多久，C 先生又介绍了他的朋友、同为奥委会工作的瑞士籍专家 D 先生来协和治疗腰背痛。2022 年 1 月 30 日，协和医院组织了骨科、麻醉科、康复医学科等为他进行多学科会诊评估，考虑为腰背肌筋膜炎。依然由我实施按摩治疗。D 先生用"Amazing！"（令人惊叹！）来形容这次治疗，并主动给冬奥病房留下了感言："The team was amazing！ Never received such good

瑞士籍急性腰痛患者在冬奥病房接受治疗后非常满意，写下感谢信，
"Never received such good care！"（我得到了前所未有的优质治疗！）

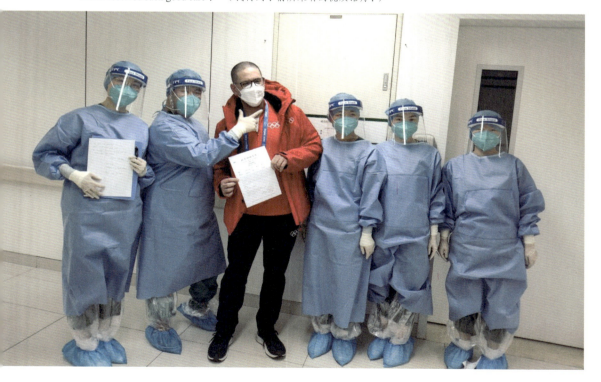

care! Dr. Jo did a fantastic massage and I really feel better already. Xie Xie！ Together for a shared future!"（协和团队太棒了！我得到了前所未有的优质治疗！周医生给我做了一个很棒的按摩治疗。我真的感觉好多了。谢谢！一起向未来！）

他们的称赞让我振奋，也为中医学感到自豪。每一次在中国举行奥运会，就是中医药传统文化向世界展示的良好机会。

14年前，我作为网球馆志愿者参加了2008年北京夏季奥运会医疗保障工作，当时中医按摩治疗也深受运动员们的青睐。瑞士籍选手在首次接受中医按摩治疗后，感叹："我变成神仙了！"还把自己的教练带来取经。智利著名网球选手在完成男单1/4决赛后，腰伤发作，几乎无法参加接下来的比赛，我为他进行1小时左右的按摩治疗。在网球馆内，很多运动员都着迷中医按摩的效果，常常找中医按摩师"松松筋骨"。而外国运动员对中医按摩的肯定与喜爱，也让我的2008年夏天留下了美好而深刻的记忆。

2008年北京夏季奥运会，北京协和医院赵玉沛院长、鲁重美书记前往网球馆看望协和志愿者（第4排右七为周班）

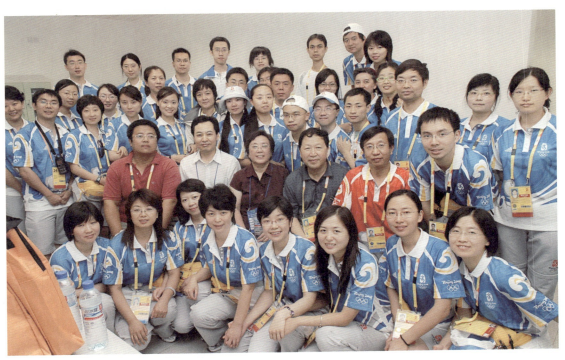

"双奥医生"用中医按摩折服外国人

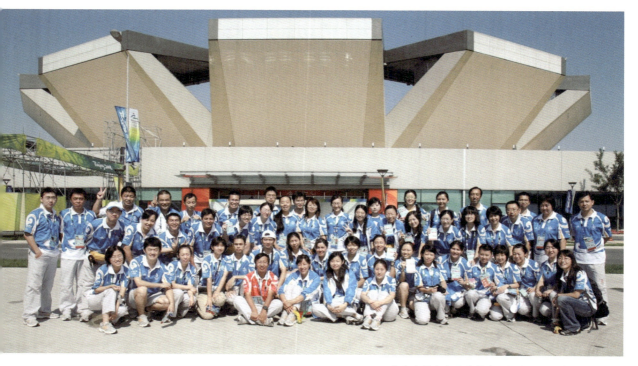

协和志愿者在网球馆前合影（左二为周班）

　　后来，"针灸推拿成奥运村诊所明星项目"还登上了 2022 年 2 月 13 日的微博热搜榜。各大媒体纷纷报道北京冬奥村综合诊所里的"明星项目"——中医针灸和按摩。展示中国文化，彰显中医特色，奥林匹克运动会无疑是一个良好的平台。我能够两次参加奥运会医疗保障服务，得到不同服务对象对中医按摩的认可和赞扬，亦感觉十分荣幸和高兴。

为外籍专家成功处理顽固性高血压

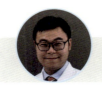

石穿 协和冬奥、冬残奥病房医生，内科主治医师。

　　一位 13 年高血压史的外籍专家 M 先生来北京参加冬奥会，因工作劳累及气候原因，血压飙升至 190/110mmHg，血钾却只有 2.7mmol/L。我们不仅帮他成功处理了顽疾，还找到了 13 年顽固性高血压最可能的原因。M 先生离开时正值积雪初融，他再三对医护人员表示感谢："天气真冷，但你们的照顾让我感到温暖！"

　　2 月 6 日晚 21 点 58 分，场馆医疗站接诊了 57 岁的 M 先生，他的血压高达 190/110mmHg，引起了医护人员的注意。医生详细询问病史后发现，M 先生有长达 13 年的高血压史，目前同时服用 4 种降压药，但

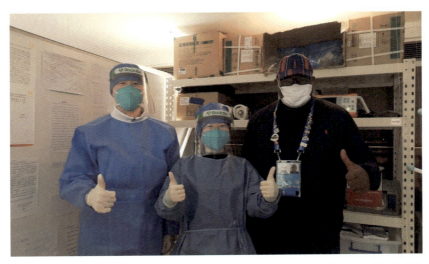

M 先生开心地戴上了北京协和医院徽章，与医疗团队合影

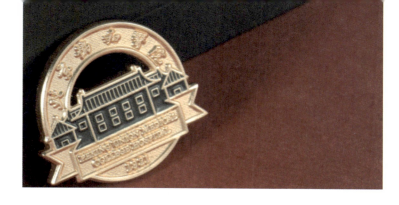

血压依然"顽固"，平时高压在140～160mmHg，低压在100mmHg左右，之前没有筛查过高血压的原因。患者于3天前抵达北京，因为工作繁忙漏服了降压药，导致血压进一步升高。

医疗站迅速联系协和冬奥病房进行转诊。22点30分，医疗站为M先生安排了120救护车。22点50分，M先生抵达冬奥病房，并在第一时间接受了血压监测、心电图、血生化等评估。心内科专家前来会诊，为他调整了降压治疗方案。不一会儿，化验结果回报，他的血钾只有2.7mmol/L（正常范围为3.5～5.5mmol/L），伴有代谢性碱中毒。

异常结果引起了我们的高度警惕。在迅速给予补钾、降压治疗的同时，再次邀请心内科和内分泌科专家一起会诊。此时已是深夜，专家们仔细查看了M先生所有的化验结果，条分缕析寻找病因。虽然患者此前服用的降压药含有利尿药，但该剂量通常不会导致如此严重的低血钾。因此，会诊医生做出初步判断，内分泌相关的高血压疾病"嫌疑"最大，建议M先生进一步完善肾上腺及相关内分泌激素水平的检查。

然而，M先生还有诸多工作需要完成，他自愿回到住地，在医疗站继续随访观察。寒冷和雪天，加上劳累诱因，大家都为他的血压波动捏把汗。我们制订了针对性方案，并由医疗站严格执行每日的早晚血压、体重监测、对症治疗以及健康宣教。

3天后，M先生再次来到协和复查。他的血压依然很高，低钾血症顽固存在，24小时尿钾显著升高，CT报告显示双侧肾上腺有增生和结节。第二次多学科会诊迅速组织了起来，医务处、内分泌科、泌尿外科、放射科、心内科和麻醉科等专家共同讨论M先生下一步的诊治方案。

专家们通过他的病史、体征、既往史和用药情况，抽丝剥茧，最终考虑M先生为"原发性醛固酮增多症"可能性最大。经过通盘考虑和细致沟通，专家们为他全面调整了治疗方案。M 先生离京前，冬奥病房与医疗站医师再次帮助他复查了血压和血钾，叮嘱他回国后需要进一步完善检查，按时服药和日常监测血压。

M 先生离京当日，对医护人员再三表示感谢。他表示，自己的血压升高已经 13 年了，始终控制不好，这次不到 10 天的北京之行终于发现了可疑的继发性病因。协和的专业能力和极端负责的态度让他非常敬佩。医疗站和冬奥病房医师的主动每日随诊关怀和针对药物的详细说明，让他倍感温暖。他手写了英文感谢信，向医疗团队表达了最真挚的谢意。

To the OF Medical Team BEIJING 2022, It is with sadness that I have to say goodbye to you today. Thank you for the constant care and attention given to me during my stay in Beijing. God bless. Happy Valentine!（致北京 2022 奥林匹克大家庭医疗团队，今天我不得不伤心地向你们道别。感谢你们对我的持续关心和特别照护。愿上帝保佑你们。情人节快乐！）

M 先生离京后，回报的内分泌检查验证了专家们对于"原发性醛固酮增多症"的判断。根据协和提供的检查结果，M 先生在英国进一步就诊，确诊为"原发性醛固酮增多症"。通过相应药物治疗，M 先生血压、血钾均已得到良好控制。M 先生在回信中再次对全体协和医疗团队表达了感谢。

"原发性醛固酮增多症"（以下简称：原醛症）是继发性高血压的常见病因，与肾上腺皮质球状带增生或肿瘤引起醛固酮分泌增多相关。在难治性高血压、高血压合并低钾血症或肾上腺意外瘤的患者中尤其应注意本病可能。与原发性高血压相比，原醛症患者在未得到合适治疗时出现心脑血管并发症风险更高。本病一般在内分泌科进行诊断与评估，根据分型选择手术或药物治疗。

协和冬奥病房接诊的患者大多年龄大、起病急、病情重，既往病史信息不全，诊治面临一定难度。冬奥病房工作人员均为各科选派的精兵强将，更依托于协和医院强大的多学科综合实力，不放过任何蛛丝马迹，全天候召集高水平会诊，切实解决了一个个复杂疑难疾病问题。无论是国际友人，还是全国各地患者，协和都是您可以性命相托的地方。

像保护婴儿一样保护血液透析患者

周跃　协和冬奥、冬残奥病房护士，肾内科主管护师。

　　来自非洲的奥林匹克大家庭成员 P 先生因慢性肾衰竭，已连续 9 年接受血液透析治疗。本次来华前，最让他担忧的是在北京冬奥会期间如何继续接受透析治疗。冬奥会开幕前 2 个月，北京协和医院从冬奥组委处接到了保障 P 先生在京期间维持血液透析的任务，我作为血透专职护士被抽调到冬奥病房。

　　我们为 P 先生的连续性治疗做了大量准备工作。硬件方面，根据疫情防控要求，我们在新改造的冬奥病房内为患者设置了专用的血液透析机、纯水系统及相应管道。人员方面，除了我作为血透专科护士"一对一"负责 P 先生治疗外，冬奥病房其他医护人员也在工作间隙提前接受了血透专业培训。信息方面，肾内科的奥运医疗官陈罡提前与患者取得联系，获知了患者平日透析时的各项参数。

　　一切准备就绪后，在肾内科陈丽萌主任的指挥下，冬奥病房组织了首次接诊透析患者的全流程演练。演练过后，协和团队又针对患者更衣期间保暖、减少机器噪声、在病房内进餐等多处细节做好周密安排，充分展现了"有温度的医疗"。

　　来华次日，P 先生来到协和冬奥病房进行首次血液透析。接诊医生询问了 P 先生病史，核对了平时透析情况和在用药物，并进行了相关的化验检查。在 P 先生完成更衣、称体重、测量血压等准备工作后，肾内科郑可、夏鹏医师远程同步接收相关信息，为患者

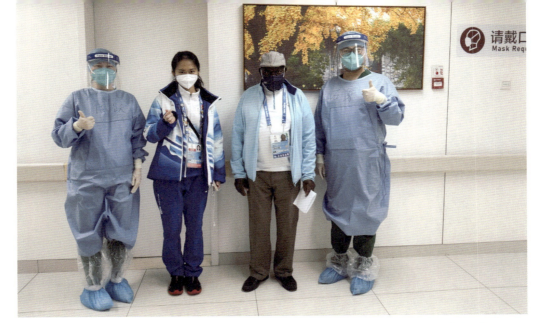

制订好个人透析计划。顺利完成首次血液透析后，根据 P 先生的工作安排，陈罡医师为其制订了个性化的透析日程。协和团队的专业高效为 P 先生留下了良好的第一印象。

经过问诊得知，P 先生在透析中可能会间断发生血压下降的情况。协和团队主动加强了透析期间的血压监测。第 5 次血液透析时，P 先生出现了头晕、出汗、烦躁等不适症状，我立刻测量血压，发现 P 先生的收缩压已下降到不足 100mmHg。我们立即启动预案，通过暂停超滤、降低血流量、遵医嘱急查血糖后推注高糖等一系列操作，很快稳定了 P 先生的血压。P 先生的症状在半小时后完全缓解。之后，对透析方案进一步优化。P 先生的透析中低血压现象再也没有出现。

除透析外，我们针对 P 先生的饮食和其他生活细节也做了健康方案。P 先生在华期间餐饮与平时有很大差异，体重和电解质均出现波动。医疗团队在详细了解他的进食情况后，给出了适当减少汤类、红肉，避免摄入富含钾离子的西柚、香蕉等水果的专业建议。

P 先生第 7 次透析时，恰逢暴雪天气，又考虑到 P 先生透析期间使用过抗凝血药，我们在出发与返程时都专门与司机沟通停车位置，并反复叮嘱 P 先生要避免上雪、缓慢行走、谨防跌倒。P 先生在离开时同我开起了玩笑："你们像保护婴儿一样保护着我！"

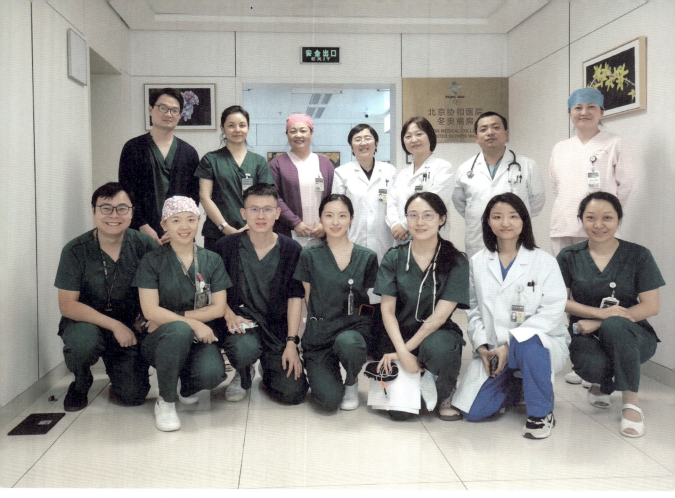

负责 P 先生医疗保障工作的肾内科团队

　　半个多月的相处中，协和团队和 P 先生一起享受了冬奥会带来的冰雪激情。在两次透析过程中，P 先生及随行人员与医护人员一起通过直播见证了中国选手谷爱凌、苏翊鸣在冬奥赛场上勇夺金牌的重要时刻。在中国选手完成动作圆满落地后，P 先生与医疗团队忍不住一起欢呼起来。

　　在顺利完成最后一次透析即将返回祖国之际，P 先生送上了一封真挚的感谢信。经 P 先生本人同意，我们将感谢信全文展示并翻译如下："The service and attitude of all the medical staff has been excellent and beyond the normal call of duty. Please continue to uphold the very high standard of medical care and service. It has been a pleasure to have been treated at this excellent hospital. You cannot find better medical staff anywhere in the world."（所有医务人员的服务和态度都非常好，超出了正常的职责范围。请继续保持这样高标准的医疗和服务。我很高兴能在这家优秀的医院接受治疗，你在世界任何地方都找不到更好的医疗团队。）

从 2008 年到 2022 年，这 14 年来，国家的建设一日千里。从当年医学院学生到如今能够独立承担医疗保障任务，我感到无比自豪与光荣。冬奥会的主题口号"一起向未来"，简单五个字，力量大无穷。无论是在"防疫战场"还是"奥运赛场"，这种力量让全世界团结起来，携手走向全人类共同的未来。

两个奥运同样精彩

 陈明雁　宣传处处长。

　　2022年3月4日，北京冬残奥会在"鸟巢"盛大开幕。冰壶倒计时，烟火与地屏组成的笑脸，视障运动员点燃主火炬……开幕式用满满的细节，寓意着所有残奥人的努力、智慧和拼搏，用最小的细节展现最大的力量。北京协和医院冬奥保障团队也早已完成向冬残奥会的过渡，标识更换、设施重置、培训重启，以微火之光为简约、安全、精彩的残奥盛会贡献一份力量。

洲际医疗站

　　2022年2月21日，盛大的冬奥会闭幕式刚刚结束，人们还沉浸在折柳送别的不舍之中，洲际医疗站就马不停蹄地启动了由冬奥会向冬残奥会的转换工作。

　　在医疗经理史迪与医疗官陈罡的带领下，医疗队员们更换残奥标识，开展无障碍设施使用培训，进行残奥人员转运演练。为方便残奥人员进出，他们细心地调整了手消毒机与测温门的位置，配备了更加轻便灵活的轮椅，调整了心电监护等测量仪器的使用位置。针对残障人士可能存在的皮肤损伤问题，史迪得到了医院大后方的支持，以最快速度将可能用到的敷料送到了医疗站，同时还配有各种敷料的详细使用说明。如此高效、精细的响应模式，给参加残奥

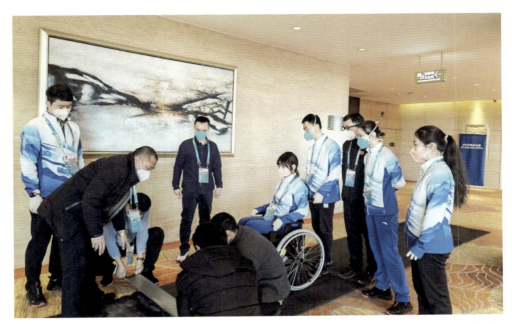

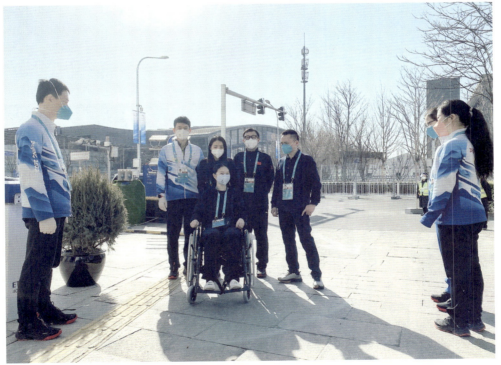

洲际医疗站团队开展轮椅患者转运演练

保障工作的医疗队员们吃下了"定心丸"。

高山滑雪场

2022 年 3 月 1 日，高山滑雪场迎来了冬残奥会高山滑雪滑降项目的第一个官方训练日。

冬残奥会的高山滑雪和冬奥会截然不同。首先，残奥运动员在高难度赛道滑行更困难，坐姿组摔倒概率达 30%～50%，医疗保障压力更大。其次，残奥运动员有着不一样的装备，比如助滑器、坐姿滑雪器等，需要滑雪医生熟悉新装备、演练新救援方法。再者，由于气温升高，为保障雪质，每日工作时间比冬奥会提前 1 小时，要求保障人员早晨 7 点半就要到达保障岗位，5 点就需要起床准备。

滑雪医生在雪道上演练如何救助坐姿滑雪器运动员

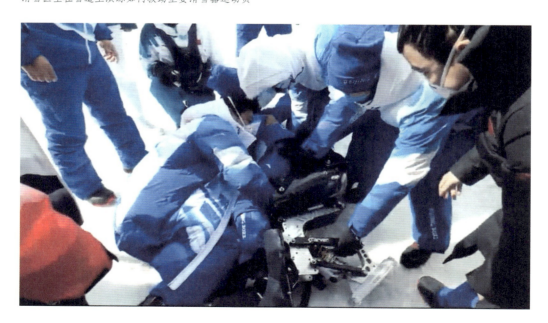

自 20 日冬奥会闭幕后，高山滑雪场全面向残奥高山滑雪场转换。滑雪医生们集体完成残疾人运动员医疗救援理论培训、残疾人运动员滑雪设备和护具拆卸实操培训等。

冬残奥病房

2022 年 2 月 23 日，协和冬奥病房更名为冬残奥病房，标志着北京协和医院正式进入冬残奥医疗保障时间。

此前一周，医院已经开始部署冬奥病房向冬残奥病房的转换工作。在病房护士

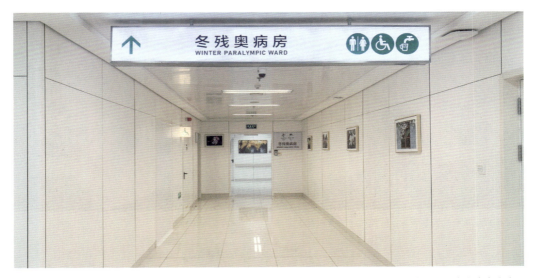

高效施工后，冬奥病房成功转型成为冬残奥病房

长张天的带领下，病房医护人员和后勤人员一起按照《北京 2022 年冬奥会、冬残奥会无障碍指南》要求，对病房的设施设备进行了详细检查和全面改造。病房主任徐凯峰带领全体人员开展残障人士服务礼仪、辅具使用、假肢修复等培训演练，完成轮椅、拐杖、尿袋、尿垫等残障人士使用物资配备，确保冬奥会、冬残奥会医疗保障无缝连接。

医院值守人员

2022年3月4日16点，北京协和医院冬残奥会开幕式值守工作启动。

教学楼314会议室，一个熟悉的场地。我们在这里送别了冬奥会的运动员们，又在这里迎接冬残奥会的盛大开幕。

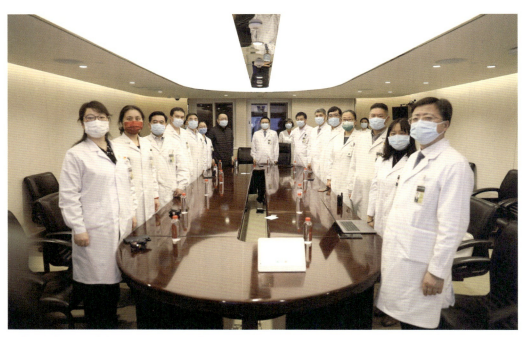

当开幕式现场响起国歌声时，医院值守人员也起立同唱国歌

党委书记吴沛新、副院长杜斌及各值守人员在坚守岗位的同时收看开幕式。开幕式期间，现场保障组圆满完成医疗保障任务，各医疗站点平稳运行，医院急诊、病房、手术室运行平稳，疫情防控、治安、消防、基建和动力系统运行正常，信息网络和舆情安全，各院区整体运行平稳安全。

在祖国需要的每一个历史重大关头，协和人从不会缺席。"冬残奥会、全国'两会'同步保障，这是党中央对协和的信任。确保'两个奥运，同样精彩'，这是协和的光荣使命。"在2月28日的行政会上，院长张抒扬掷地有声地说。

冬春之际送温暖，闭环之内义诊忙

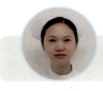

宋丹萍　洲际医疗站护士，基本外科一病房主管护师。

　　3月8日是国际劳动妇女节，也是冬残奥会的第5天。场馆里的工作人员和志愿者基本都参与了冬奥会的保障，高强度工作让大家都有一些疲劳。其中不乏一些工作人员，此前就患有慢性病，长期在闭环中没有随诊，存在一定健康隐患。

　　医疗经理史迪建议协和场馆医疗站为闭环内工作人员开展义诊和健康筛查，这个提议正好与我们的想法不谋而合。医疗官陈罡迅速组织大家行动起来，短短数小时就对各领域的就医需求完成了基础调研。

　　根据实际需求，医疗站队员安排了针对安保人员及全体志愿者的两场义诊。医生们充分发挥协和多学科综合优势，确保义诊医疗服务迅速可及。护士团队也快速厘清思路，细化分工，确保防疫筛查、秩序维持、健康宣教、血压测量、心电图及血糖监测等各项操作有序开展。

　　精心布置就诊区、义诊后复盘优化流程、针对就诊人群特点提前梳理需求……经过大量充分的准备工作，3月9日、3月10日，两场义诊活动顺利"开门迎客"。

　　这两天下午，每到13点半，医疗站所在的四层大厅就迅速排了一列长队。医疗站的4名护士维持秩序，给前来参加义诊的工作人员排上序号，再根据需求安排最合适的接诊医生。闭环内的工作

医疗站义诊现场

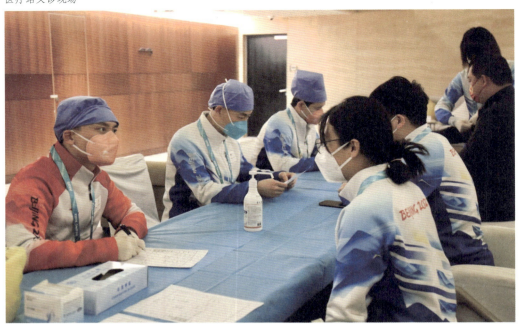

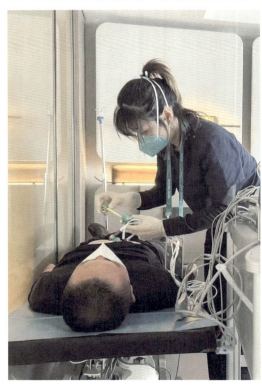

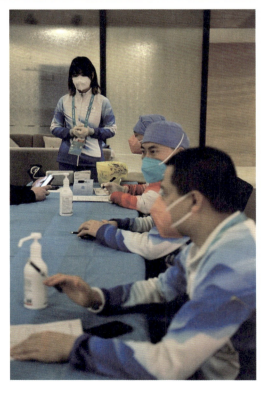

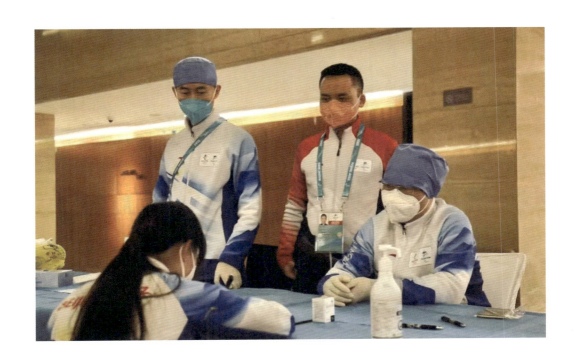

人员都自觉地间隔 1 米依次排开，其中一个参加义诊的志愿者还主动成为医疗队的"志愿者"，协助维持秩序。她说："医疗站的护士们已经这么忙碌了，可舍不得让她们再多跑几步路。"

一开始，我们以为参加义诊的人多数只是咨询，没想到，闭环内的工作人员有不少是带着慢性病坚持工作的。高血压、糖尿病、慢性肾病、支气管炎……这些常见的疾病不在少数。在接诊期间，护士闫丽暗下感叹道："大家都不容易，我们也要尽可能帮到大家。"

我们所接诊的患者也并非都是常见病。有一位前来就诊的女生，个子娇小，雷厉风行，平时路上遇到了，总觉得她小小的身躯中蕴藏着无穷能量。没想到这次义诊，她从手机中翻出好几张抗核抗体强阳性的化验单，以及半年前双手"雷诺现象"的图片。风湿免疫科的白炜医生刚好专业对口，他仔细询问了这位志愿者的日常

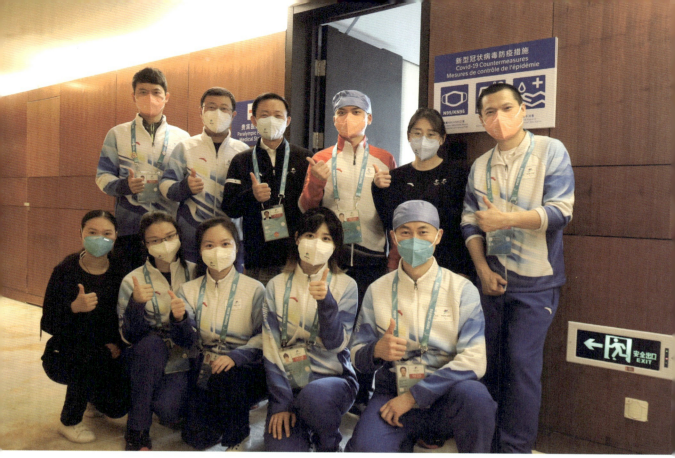

义诊结束后，共青团中央国际联络部万学军部长（第二排左三）与协和医疗团队合影

用药，给予相关指导。他们约定，等冬残奥会结束后，就来协和复查。

　　陈罡接诊了一名难以鉴别的皮肤病患者，不巧的是，医疗团队里并没有皮肤科医生，但这也难不倒我们。陈罡迅速掏出手机，拨通协和大后方的皮肤科医生视频"求援"，协和皮肤科专家在线解答了就诊人员的疑虑。"皮肤科是'一眼'诊断，万一一眼看不出来往往怎么也看不出来了。不过你可以放心，刚才为你接诊的皮肤科医生就是一位'火眼金睛'的专家。"接诊完成后，陈罡笑着对这位患者说，言语中充满了协和人的自豪感。

　　"协和医生的号，可比'冰墩墩'还难抢！""一听说医疗站有义诊，我们马上赶来了。"场馆工作人员和志愿者们纷纷表达了对协和医疗队的感谢。

两天的义诊活动共接待就诊咨询近 80 人次，解决了不少困扰工作人员许久的健康问题。医疗站全员参与此次义诊，夜班同事主动放弃休息，值班同事在接诊空隙积极参加。共青团中央国际联络部万学军部长闻讯后也赶到现场，参与咨询，并对协和医疗队的精湛医术给予了高度评价。

无论身在何处，协和人都始终牢记并发扬"严谨、求精、勤奋、奉献"的协和精神，以微火之光照亮并温暖身边的每个人。我们也将善始善终，用过硬的技术和热情的服务为两个奥运保驾护航，携手奋斗，迎接最后的胜利！

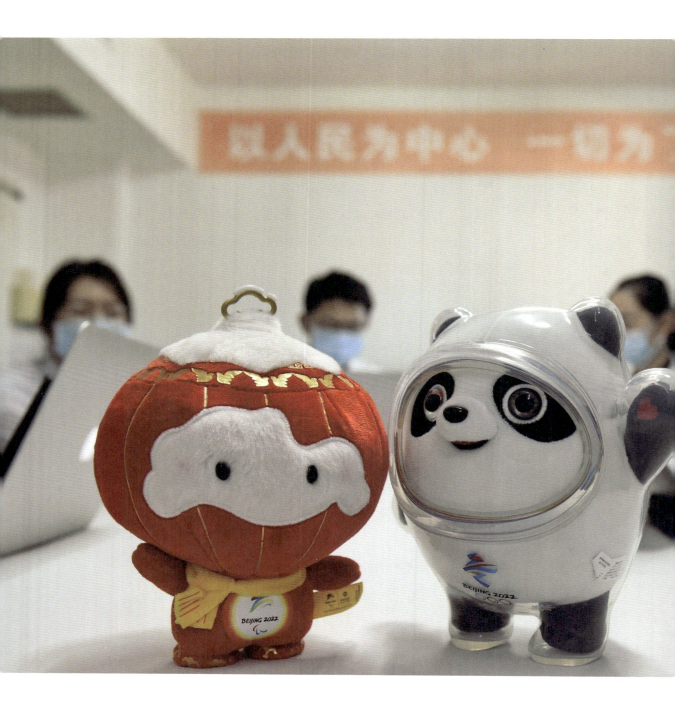

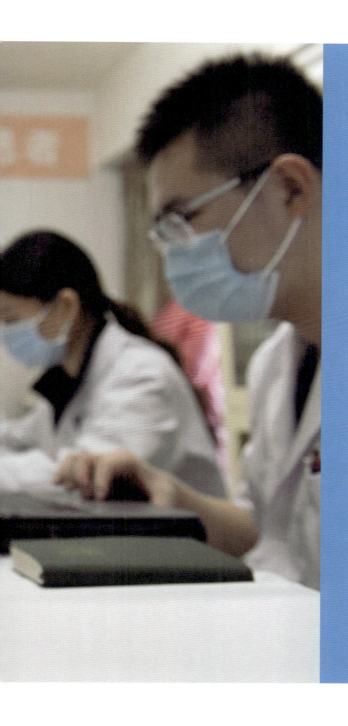

第三篇
追求卓越
盘点冬奥财富

传递一束微光
照亮别人，也温暖了自己
传承一份信念
汇聚力量，也坚定了自己
一束束微光相逢
构成绝美的星河

每个人的微火之光，共同点燃
医疗保障"圣火"

史迪 奥林匹克大家庭场馆医疗防疫副秘书长兼医疗经理，急诊科副主任医师。

2021年6月，我拎着笔记本来到位于城西首钢园区内的奥组委报到，开启了我的冬奥保障之旅。时值夏日，作为一个运动小白，我很难想象作为冬奥场馆医疗经理的生活将会是怎样的。历经8个月的洗礼，终于感悟了那句话：北京冬奥会的成功举办，是靠每个冬奥人一点一滴干出来的。

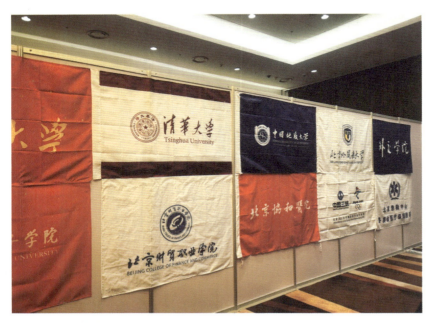

大家庭场馆志愿者团队派出单位的旗帜汇总

从小闭环开始到大闭环启动，从顺利完成开幕式保障到冬奥赛事过半，一路走来，我看到了自己和团队的成长，我们胜利过、喜悦过、伤心过、愤怒过。也许局外人看到的只是鸟巢上空绚烂的烟火，而我看到的不止是辉煌灿烂的瞬间，还有那些不眠不休的夜晚、辛勤挥洒的汗水和默默付出的幕后英雄们。

作为医疗经理，我是医疗团队中最早进入场馆的人。在我原有的印象中，做好赛时现场医疗救治就是大型体育赛事保障的全部工作，但事实上，这只是冰山一角。好的现场保障一定来源于前期筹备中良好的设计和充分的准备。事先想到的困难越多，在赛时保障中解决不了的问题就会越少。

从医疗站在场馆内的选址、医疗站增设、医疗专业志愿者增补，到医疗保障各项文书书写、人员队伍建设、医疗保障人员在场馆内的衣食住行、急救车组车辆增补、医疗站运行计划，再到医疗站物资清单、医疗站技术设备预定、白电家具预定、基础设施建设落图施工验收、人员上岗前的培训、各个馆内全要素全流程演

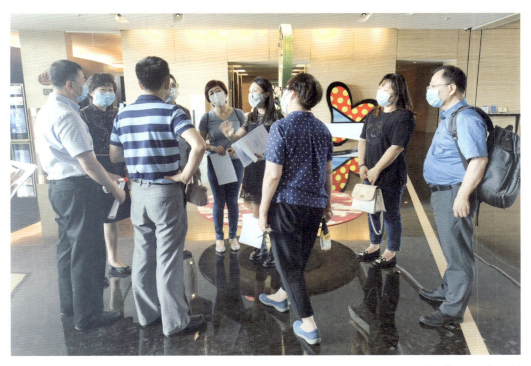

协和多部门专家实地考察，助力大家庭场馆医疗站的筹建和防疫决策（左六为史迪）

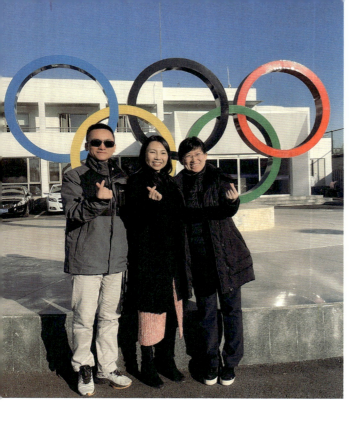

2021 年 12 月 28 日，医疗经理史迪与两位并肩作战的医疗官陈罡、蔺晨在奥林匹克大家庭场馆集中办公地合影，纪念场馆小闭环启动倒计时

练、医疗保障人员场馆踏勘……每一项工作，都是一场硬仗；每一个困难，都靠团队的沟通协作；每一次成功，就离搭建完成医疗站更近一步，也离赛事的成功举办更近一步。

我很庆幸在冬奥保障中有非常优秀的两个学霸医疗官，他们的才华让医疗团队名扬全馆，直抵 IOC 医学总部。我很庆幸有一支梦之队，他们在一次次的保障训练中复盘优化解决方案，使得 1 小时内完成"现场急救处置启动，转运至北京协和医院冬奥病房"成为可能。我很庆幸有连续 12 年复旦版《中国医院排行榜》第一的北京协和医院作为定点医院，协和人也是我们医护团队的"娘家人"，到目前为止我提出的"无理"要求统统都被"娘家人"采纳。我很庆幸场馆团队每个业务领域都在合作中教会了我们很多知识，也在困难重重之时向我们伸来了援助之手。我很庆幸冬奥组委医疗服务处的领导同事、北京市卫健委的领导、休整酒店、其他定点医院的

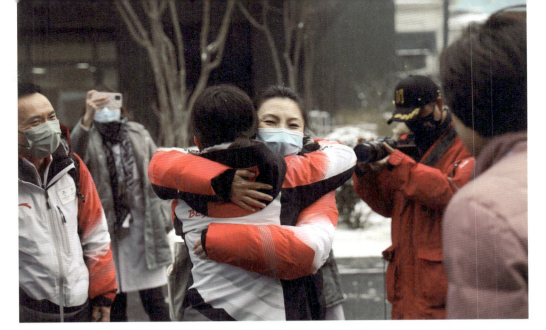

奥林匹克大家庭场馆医疗站队员们出征前的拥抱

老师们能够对场馆医疗站关爱有加，事事都耐心解释、帮助我们解决问题……

因为我出了名的"事多"，队员都喊我"史妈"，我也乐得这个称号。赛事仍在继续，"史妈"希望我们医疗保障团队稳扎稳打，踏着雪板，一起冲向未来的春天。

这里，是冬奥医疗保障的"最后一站"

徐凯峰　协和冬奥、冬残奥病房主任，呼吸与危重症医学科副主任，主任医师。

　　2021 年的国庆节刚过，我们就接到通知：在北京协和医院东单院区筹建冬（残）奥病房（以下简称"冬奥病房"）。协和此前也承接过诸如 2008 北京奥运会等重大活动的医疗保障任务，但这次冬奥保障涉及的人员之多、时间之久、任务之复杂，均前所未有。

　　由于全球新冠疫情尚未结束，国际奥委会和北京奥组委要求对运动员和相关人员实行闭环管理。冬奥病房工作人员也在闭环管理要求中，给保障任务带来了额外的挑战。协和冬奥病房的筹建几乎涉及医院所有的职能处室和医疗科室，在院领导的靠前指挥下，大家为了同一个目标全力以赴、快速推进，彰显了协和大家庭团结奋进、无坚不摧的蓬勃力量。

　　"既要保障医疗救治，也要保障工作人员零感染、院区零感染"，这是筹备工作中的重要议题。

　　在医院感染管理处的指导下，冬奥病房按照传染病病房要求重新布局，优化工作流程，强化院感培训，并对接受冬奥病房外出检查和治疗的科室进行同步培训。在不断的复盘和强化中，确保院感管理无死角。

　　冬奥病房团队也在各个科室的大力支持下迅速集结。他们是来自全院各科的 21 位精兵强将，包括 8 名医生、9 名护士、2 名护理员和 2 名保洁员，业务精湛、充满活力。

2021 年 12 月 24 日，万事俱备。医院党委书记吴沛新为冬奥病房揭牌试运行，医务处组织全要素实战演练，参演各方坦诚、热烈、深刻地复盘，明晰了演练中的问题和不足。当晚是平安夜，冬奥病房灯火通明，没有圣诞 party，没有欢声笑语，团队成员们针对各方的反馈，一点一滴推演优化。第二天是星期六，冬奥病房团队仍没有解散，又趁热打铁举行了两场针对性的演练和培训。正是在这样高标准、严要求的反复演练中，冬奥病房规范了工作流程和诊疗步骤，与全院相关科室间的协调配合也越来越得心应手。

2022 年 1 月 4 日，冬奥病房正式运行。1 月 7 日，我们接诊了首例患者。3 月 16 日，保障任务圆满结束。在这 72 天里，除夕、春节、元宵……队员们以院为家，全程在闭环中度过。

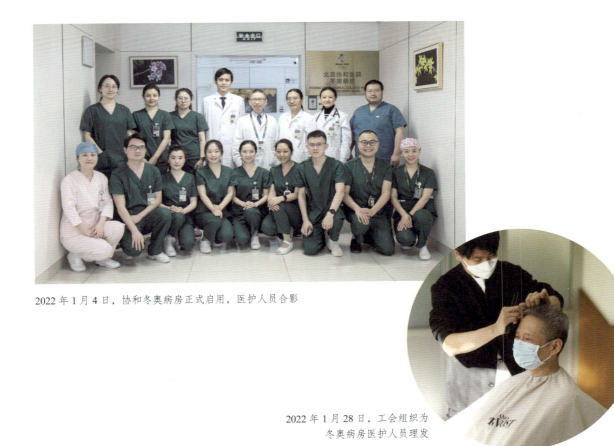

2022 年 1 月 4 日，协和冬奥病房正式启用，医护人员合影

2022 年 1 月 28 日，工会组织为冬奥病房医护人员理发

在这里，我们有了共同的、难忘的奥运记忆。张天护士长每天最早到病房，反复核查每一个院感防控细节。石穿医生接诊了因慢性肾衰竭连续透析9年的患者，患者离华前一笔一划写下感谢："You can not find better medical staff anywhere in the world！"（你在世界任何地方都找不到更好的医疗团队！）

2022年2月2日是病房最繁忙紧张的一天，3位患者平均年龄80岁，病情重、并发症多，冬奥病房全员参与诊疗，好几位同事刚下夜班又继续投入救治，连续工作超过24小时……

多学科诊疗（MDT）贯穿危重症患者诊疗全程。冬奥保障期间，各科都预备了两位值班医生参与会诊工作，急诊科主任朱华栋主动承接了冬奥病房的急救任务。2月2日，一位年长的患者出现急性胸痛及消化道出血，麻醉科主任黄宇光、心内科副主任刘震宇详细评估患者的情况后，消化内科主任杨爱明和麻醉科副主任裴丽坚在防护条件下为患者急行全麻开放气道保护下的胃镜检查。患者病情转危为安，这次危重症患者的成功救治也得到了国际奥委会官员的高度称赞。

在严肃认真的医疗工作之外，病房队员们也收获了"意外惊喜"。钱君岩医生

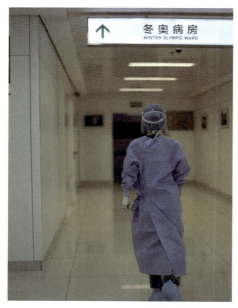

冬奥病房工作人员匆忙的背影

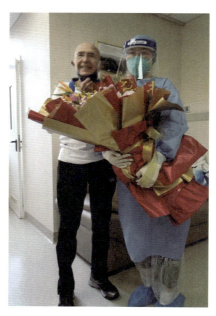

钱君岩医生与患者合影

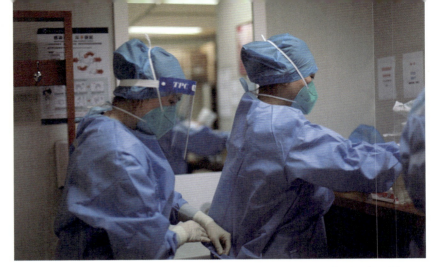

接诊了一位年长、听力不佳的患者，她和肖一丁医生跪在床头采集病史，令患者大为感动。她在照护患者时不经意地提到当天是她的生日，几天后患者带来一束巨大的鲜花，要向"Mrs Twenty"医生送上生日祝福。这真挚的情谊让冬奥病房的医护人员都非常感动。钱君岩医生以展示中国悠久冰雪运动历史的故宫冰嬉图工艺品回赠对方，祝愿他早日康复。

冬奥病房还成立了临时党小组，充分发挥基层党组织的战斗堡垒作用。每周一次的业务学习以T4SF（Together for a Shared Future，一起向未来）命名，内容有医学专业知识，也有冬奥相关内容和技能培训，如冬季奥运会、短视频制作和俄罗斯历史等。队员们也用自己手中的纸笔记录冬奥病房的所见所闻。刘志丽医生记录自己和女儿豆豆的冰雪之约，被诸多媒体转载，得到了很好的反馈。

习近平总书记强调，办好北京冬奥会、冬残奥会，是我们对国际社会的庄严承诺。在院长、书记的靠前指挥下，北京协和医院统筹全院资源，秉持最高站位、最严谨态度、最周全准备，按照"简约、安全、精彩"的办赛要求，为北京冬奥会、冬残奥会成功举办贡献了协和力量。我们能够以这种方式参与其中，做出自己的贡献，共襄盛举，与有荣焉！

协和优质护理，藏在每一个细节里

张天
协和冬奥、冬残奥病房护士长，
国际医疗部急诊护士长。

谷婷
协和冬奥、冬残奥病房护士，
国际医疗部主管护师。

从 2008 年百年奥运圆梦到 2022 年与奥林匹克的再度携手，北京成为全球首座"双奥之城"，而北京协和医院也成为承接"双奥"医疗保障任务的医院之一。

2021 年 10 月接到筹备冬奥病房的通知，我成为冬奥病房的护士长。接到任务之初，我深感千钧重负，幸而得到了护理部和国际医疗部的大力支持。根据保障任务的性质和患者诊疗需求，医院从临床经验、专业能力、团队精神、应急能力、英语水平、仪表气质及赛事常识等方面全面考量，迅速抽调了一支包括国际医疗部、内科、外科、重症医学科、急诊科、妇产科等在内的 18 人多学科协作护理团队。团队又细分为三个梯队，第一梯队 7 人。与此同时，院内也设立了危重症急救小分队，以保障所有患者能及时得到高质量、高效率的医疗服务。

为确保赛时医疗保障运转顺畅，冬奥病房先后开展多次全流程、全要素、场景化、实战化演练。组织多学科医护成员在真实临床环境中开展包含"病房与前线医疗站无缝对接""闭环管理内急危重症患者的诊治流程""不同类型患者不同路径的转运流程"等主题在内

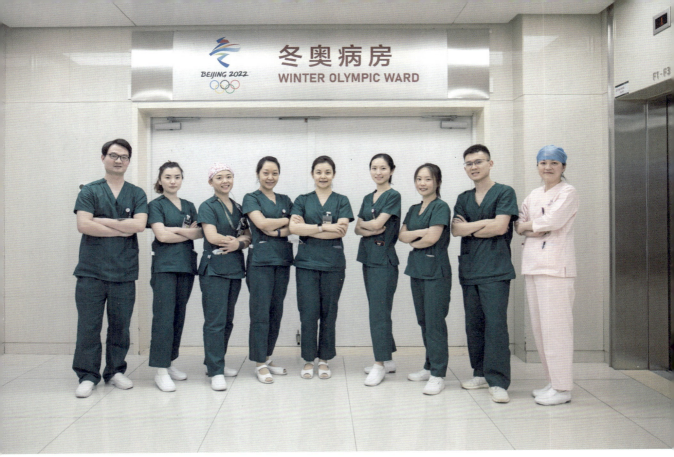

冬奥病房护理团队在开始闭环前的合影，左五为张天

的不同情境、不同场景的实战演练，并于每次演练结束后进行反馈复盘，及时发现问题、整改问题、解决问题，不断提高团队的医疗保障能力。

博学之，审问之，慎思之，明辨之，笃行之。2022年2月2日，大年初二这一天，我们迎来了冬奥病房的严峻挑战。

第一位到达冬奥病房的是一名血透患者。接到场馆医疗团队的通知后，医生石穿及护士周跃、李洪娜更换防护服，在二级防护下进入污染区病房，顺利接诊患者。上机、血透，一切都有条不紊地进行着。

"叮铃铃……"刺耳的电话铃声在午后响起，"我这边是大家庭酒店。有一位外籍患者，男性，82岁，突发胸痛并伴有呕吐，呕吐物呈咖啡色，心电图提示……120马上转送过去，预计20分钟后到达！"

冬奥团队快速反应，徐凯峰主任第一时间启动危重症患者应急流程，邀请消化

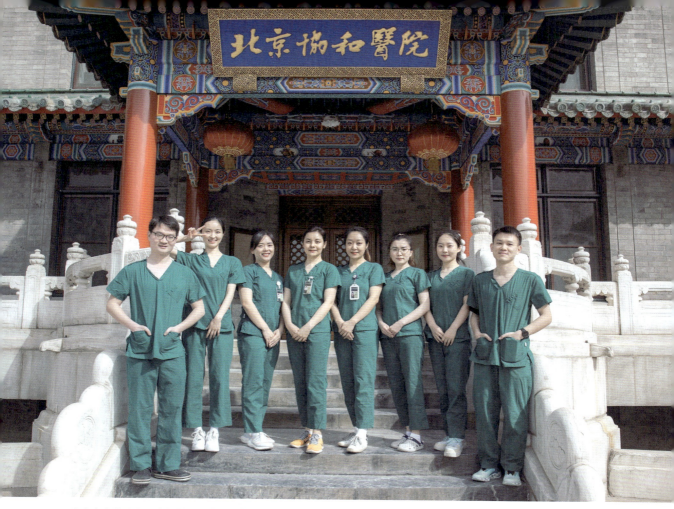

冬奥病房护理团队在休整结束后的合影

内科、心内科、麻醉科进行多学科会诊。医生石穿到达病房入口与120交接患者，护士朱丹阳、陈灿耀进入病房，心电监护、吸氧、建立静脉通路。由于患者病情危重，经多科会诊并与奥委会医疗官沟通后，在病房内三级防护下行气管插管全麻下胃镜检查。

这时候我们又迎来了第三位腰痛的患者。医生肖一丁和护士李树亚同时进入病房，负责诊疗。

因院感防控及患者隐私要求，三位患者同处冬奥病房、同步治疗，需做到"专人、专护、专区域"。此时，除夜班护士外的所有医护均已进入污染区，人力捉襟见肘。护理部实时关注病房动态，第一时间打来电话跟进进度，并表示第二梯队人员已经待命，随时到岗。得益于之前多次的全流程全要素演练，历经 7 个多小时的急诊评估和抢救治疗，3 位患者均得到了快速有效的治疗。2 位患者在病情缓解后顺利离院，呕吐患者也在精心照护下于第二天缓解离院。

2 月 4 日，病房又同时接诊了 4 位患者。在前一次的工作基础上，冬奥医护团队沉稳冷静应对得当，圆满地完成了此次冬奥医疗保障任务。

充实和忙碌到底有什么区别？我想最大的区别就是幸福感。一群协和有志青年，一群协和有志快乐青年，就是这样一个团结、高效、欢乐的团队，成了冬奥之余我的美丽回忆。

精心、周到、尽力，在奋斗中收获丰厚的精神财富

 白珊珊　五洲医疗站护士，保健医疗部主管护师。

作为一名协和护士，我很荣幸成为北京协和医院冬奥保障团队的一员，参与场馆医疗站的医疗保障工作。就是这支团队，让国际奥委会主席巴赫先生亲自写道："非常感谢你们的照护，让我们保持健康。"

在救治的众多患者中，给我留下深刻印象的是一位陪同德国代表团的志愿者。从开幕式返回酒店途中，她出现心跳加速、胸闷心悸、恶心干呕的症状，情况危急。医护人员迅速到达现场进行救治，3 分钟内我们快速测量患者生命体征、采集血糖数值、完成心电图检查，从而迅速得出低体温症的诊断。通过吸氧、保暖、饮用热水、补充糖盐等治疗，50 分钟后，志愿者的症状缓解。第 2 天，她亲自送来了手写的德文感谢信并夸赞我们技术精湛，反应迅速，处理得当。正因为协和严格专业的训练，使我们能够在应急状态下快速研判、有效处理。

为全力做好北京冬奥会、冬残奥会的医疗保障工作，我们在完成既定培训工作的基础上，还积极参加了疫情防控系列培训和实用的院前急救培训。通过反复演练、不断复盘，大家提出许多实际工作中的细节问题，如"酒店医疗站在没有'三区两通道'的设置下

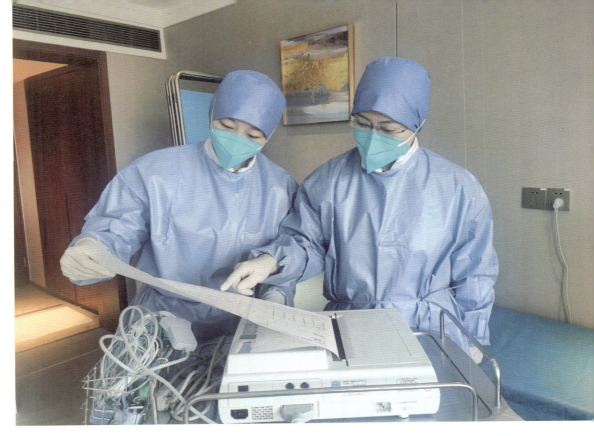

白珊珊（左）和肖文（右）查看患者心电图结果

如何布局？""白班连上 8 小时，是否可以到公共餐厅吃饭，吃饭时如何防疫？""夜班休息时是否可以将 N95 口罩更换为外科口罩？"北京协和医院院感专家团队接到队员们的提问后，到酒店实地踏勘，改进多处防疫布局和关键环节，并针对医疗站保障人员所提的问题逐一进行详细解答。在医院大后方的支持下，医疗站因地制宜、全面梳理穿脱防护服的流线，针对流程环节逐一查找问题，结合培训演练立行立改，努力实现"一刻不停、一步不错、一时不误"。在认真学习之余，我也主动将各项防疫流程规范打印塑封，方便队员们随时查阅。

服务冬奥，语言是另外一个关卡。得知有幸入选冬奥医疗保障队伍后，我每天早起晚睡，在正常工作之余抽出 2 小时复习医学专业英语，收听不同国家的节目，练习听力并了解各地区的发音差异。进入场馆医疗站后，医务人员和来访者都带着 N95 口罩，隔着面屏交流，这也给我们的听说能力提出更大挑战。来访者会亲切地

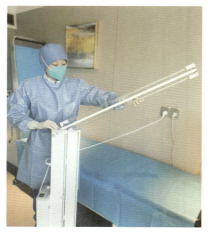

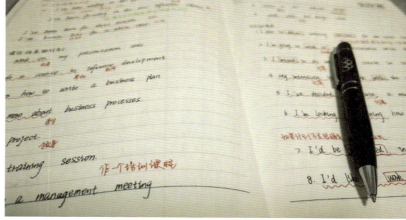

白珊珊对医疗站环境用紫外线灯进行消毒　　白珊珊每日学习英语，足足记了3个笔记本

　　跟我们聊家常，我们也会向他们介绍"北京烤鸭""长城""故宫"等。经过前期充分的准备，医疗保障期间，我们的交流完全没有障碍，精湛的诊疗技术和有温度的服务得到了各国宾客的赞扬。

　　北京协和医院冬奥医疗保障团队，以高度的政治站位、精湛的诊疗技术、高质量的服务向世界展现了协和水平，传递了中国温度。我也深刻体会到习近平总书记在北京冬奥会、冬残奥会总结表彰大会上的肯定与鼓励："我们不仅在奋斗中收获了成功的喜悦，也在奋斗中收获了丰厚的精神财富。"

我是"冬奥联络员"

郑文婷　冬奥、冬残奥医疗服务联络员，医务处处长助理。

2021年7月2日，轮转至医务处的第65天，我被指派承担2022年冬奥会、冬残奥会医疗服务保障专项工作，自此开启了近300天难忘的冬奥保障工作经历。

"要想明白、做明白、总结明白、表达明白"

2021年7月初，北京市卫健委开展冬奥定点医院医疗服务保障筹备工作评估（以下简称"冬奥筹备评估会"）。彼时我的"前任"袁达刚刚借调至国家卫健委，领导权衡再三，由我接力冬奥保障工作。历年的工作基础，积累下来放到我面前的是将近10个G的网盘资料。说实话，我心里没底，一是刚轮转到新部门，不熟悉相关运作，二是冬奥保障关系国家大事。然而，军令如山，我告诉自己必须尽快适应新岗位并开始着手准备冬奥筹备评估会。

主管院领导杜斌副院长高度重视评估会，指示医务处组织18个部门负责人商议评估筹备情况。2021年7月2日，评估筹备会召开，标志着我院冬奥保障工作正式启动。7月6日，北京市卫健委冬奥评估专家到院，详细了解并肯定了我院的前期工作，作了进一步指导。7月13日，杜院长带领多部门实地探勘冬奥病房选址。7月23日，我院第一次冬奥保障多部门筹备例会召开。紧锣密鼓的

7月，组织架构确定、冬奥病房选址确定、工作方案确定、培训沟通机制确定，我开始对这个专项有了清晰框架和准确认识，也再一次见证了协和速度。

鉴于我院保障团队前期未参加过冬奥测试赛，相比在京其他定点医院，我院的实战能力亟待提升。2021年9月26—28日，北京市卫健委邀请医务处常青副处长作为专家参与定点收治医院医疗保障检查工作。医务处潘慧处长敏锐捕捉到这是一次难得的外院学习机会，指派我和常处一同参与检查调研。我们同市卫健委同志一同走访了6家医院，顾不上吃饭和休息，实地了解冬奥专区功能划分、专科设置、防控闭环、设备配置、手术间安排、转运衔接等情况。出发前，潘处专门叮嘱："做任何事情，都要想明白、做明白、总结明白、表达明白。"每天检查结束后，常处和我抱着一堆"借"来的资料还要回到医院，继续梳理总结当天调研情况，形成翔

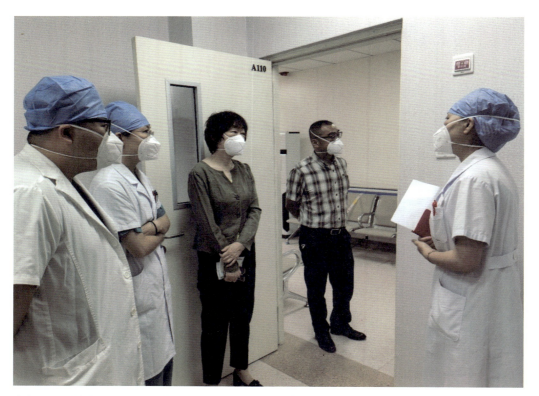

常青副处长（左三）一行参加北京市定点医院冬奥筹备检查调研

实调研报告呈阅领导。此次调研增加了我的工作底气，同时开阔了视野，拓宽了格局，收获实属不小。

"抱歉，开会来晚了，我来负责"

2022 年 1 月 19 日，医疗站闭环倒计时 4 天，冬奥病房已闭环 12 天。下午，医务处潘慧处长接到奥林匹克大家庭酒店医疗站医疗经理史迪电话，说国际奥委会一位高级别官员计划明日来院诊疗。杜斌副院长指示务必全力做好接诊工作。

正当我联系各部门确认细节时，杜斌副院长身着便装出现了。他直接扯了一张白纸坐在我旁边，示意我坐下后，开始逐一梳理核对接诊相关环节，并叮嘱我务必跟进所列工作。杜院布置完工作后，又马不停蹄地外出参加北京市冬奥专题调度会议。我也立即继续与放射科沟通 CT 和磁共振检查的预案，与康复医学科确定会诊医师并提前准备理疗设备，与骨科确定会诊医师并提前进病房熟悉诊疗环境，与冬奥病房了解明日医生排班情况，与保卫处、开发公司、护理部及后勤保障处等部署来院后车辆停靠、患者引导、环境消杀、外勤取血路径变更等闭环安排。

当晚 6 点，常青副处长召集多部门再次碰头。身穿便服的杜斌副院长又风尘仆仆地推门而入，谦逊地说："抱歉，开会来晚了，我来负责。"会后，他带领大家实地踩点，尽量规避与院区普通医疗区域的交叉。全部布置妥当时已近 20 点，未吃晚饭的大家一点没觉得饿，干劲十足，信心满满。

第二天的接诊工作很顺利，得到了国际奥委会高级官员的认可和表扬。当晚，杜斌副院长又召集各部门复盘总结，梳理改进发现的问题，强调工作落实落细，后续按此流程脚本开展冬奥病房接诊工作。

"妈妈，你不要开会"

在冬奥保障的这 300 天里，工作日晚下班是常态，每逢周末必有一天，我需要

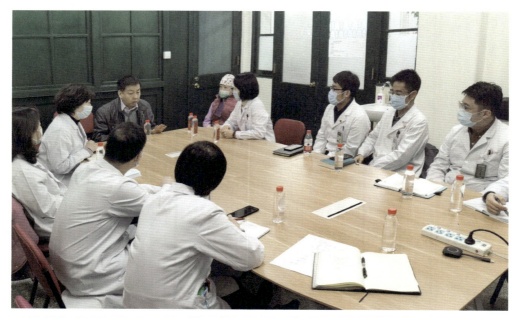

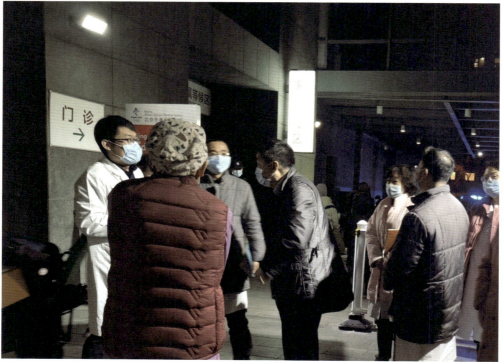

1月19日晚，杜斌副院长带领多部门细化方案，实地踩点

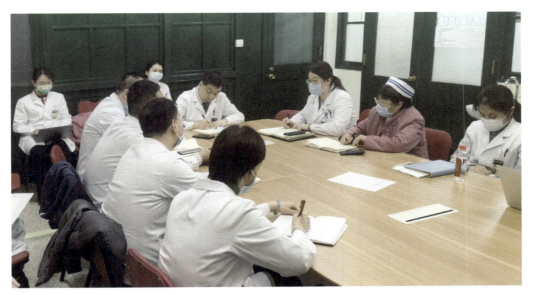

安慰好女儿然后来院加班。往往此时，潘处已经在办公室忙活半天了，见到我问："你女儿对你有意见么？"我故作轻松地说没有啊，她才 2 岁半，还不太会表达。"我女儿对我意见可大了，哈哈哈！"潘处爽朗的笑声中夹杂着一丝无奈。

期盼已久的春节终于到了。以往轻松欢乐的团聚年，今年是无比紧张而规律。每天 8 点 15 分，上线参加杜院及五大工作组 11 个部门负责人的冬奥例会；9 点，会议结束，立刻整理会议纪要，呈报领导审阅，并落实相关工作；15 点 20 分，上线参加北京市冬奥组委运服部每日调度点名会，会后整理会议纪要呈报领导……7 天假期时间里，还与大家一同落实冬奥病房 8 位患者接诊，组织了多次多学科会诊和院领导除夕夜慰问，协调了冬奥 VIP 病房应急值守、国宾团住地医疗组保障、冬奥会开幕式值守等。

犹记得那段时间，只要一拿着水杯要进书房，2 岁半的女儿就立马冲过来，挡住书房，撅着小嘴委屈道："妈妈，你不要开会！"还记得晚上哄娃睡觉时，手机一响立马开灯联系协调，小宝宝在奶奶怀里不肯睡，一直等着妈妈；还记得刚开始吃

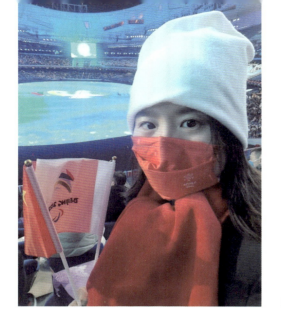

郑文婷在冬残奥会开幕式现场

几口团圆饭，出去接电话回来，饭局都快结束了，女儿一句"妈妈你饿吗？"瞬间破防；还记得35岁生日当天中午吃蛋糕间隙，还忙着冬奥病房第26位患者接诊，事后回忆才发现这是协和奥运保障期间接诊的最后一名患者……

我的宝贝女儿，我想对你说，你太小，每次妈妈都没有讲道理，只是抱抱你亲亲你。然而，如同爸爸作为公安系统的一分子参与冬奥保障，你以后肯定能理解爸爸妈妈这段特殊难忘的宝贵经历，也会为爸爸妈妈竖起大拇指，为我们感到骄傲自豪！也感谢年近七十的爷爷奶奶，好几个24小时全力带娃，让我们解除了后顾之忧，全身心地投入到冬奥保障工作。

一次冬奥保障，一世奥运情怀。2022年3月4日，当坐在鸟巢看台上，挥舞着国旗，听着《歌唱祖国》清澈嘹亮的歌声，看着中国残奥代表团从眼前走过，我泪流满面。家是最小国，国是千万家。我坚信，舍小家为大家不是一句单纯的口号，而是刻在中国人骨子里的爱国情怀。

做强服务重大活动保障能力的"底盘"

张维
冬奥、冬残奥医学装备联络员，医学工程处处长助理。

任远
冬奥、冬残奥综合保障联络员，后勤保障处干事。

聂杰
冬奥、冬残奥基建工作联络员，基建处处长助理。

一场必将载入史册的全球体育盛会的背后，是保障各方无数个日日夜夜的奔劳辛苦，是许许多多冬奥人的集体智慧。北京协和医院医学工程处、后勤保障处、基建处作为医疗保障队伍中的"大后方"，共同负责院内冬奥病房、院外医疗站点的医疗设备、医用物资、生活起居、病房改造及动力运维等各项综合保障任务。判断一辆汽车的好坏要看汽车底盘，而后勤服务管理，就是增强重大活动保障能力、提升国际化服务水平的"底盘"。

"感觉不到的保障才是最好的保障"

"叮铃铃……"

2022年2月17日清晨6点，急促的电话声打破了清晨的宁静。工程师靳佳斌接到五洲医疗站的报修电话，得知除颤仪一直报警，且反复操作后仍不能消除。除颤仪是重要的抢救设备，设备不能正常工作，就意味着紧急情况下无法实施有效抢救。这是事关重大的紧急故障。

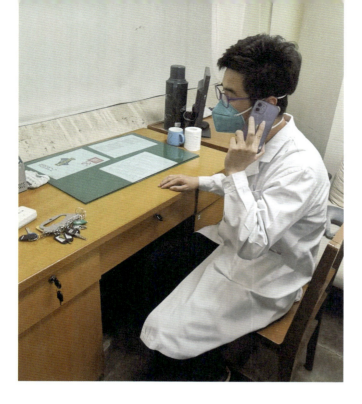

靳佳斌深吸了一口气，指挥电话那端的医疗站队员进行简单操作，首先排除了电池异常的可能。那么，故障可能出在设备自检方面。靳佳斌又让医疗队员拍了一段除颤仪的报警视频，进一步验证了自己的判断。快速核准故障原因后，他指导医疗队员逐步操作：校准时间、充放电、完成自检！除颤仪马上结束了报警。

火眼金睛的判断让医疗站队员直呼"太神了"，干脆利落的排障被医疗站队员誉为"协和速度"。"技可进乎道，艺可通乎神"，正是医学工程人的沉潜专注、钻劲和匠心，成就了大后方的"扎实底盘"。

工欲善其事，必先利其器。冬奥医疗用品保障工作秉承两点原则：一是宁可备而不用，不可用而不备，应对赛事期间有可能发生的所有情况，都要做足准备；二是秉承简约、安全的办会理念，杜绝铺张浪费，做到物尽其用。这两个原则听上去截然不同，但找到两者之间的平衡，就是衡量设备保障和物资储备的标准。

在对临床科室的需求进行分类、甄别和调整之后，医学工程处通过相关部门的大力支持与配合，统筹医院现有资源进行合理调配和购置。根据不同的区域以及功能情况，分别配置了门诊检查设备、监护仪等生命支持类设备、环境消杀设备、急救抢救设备、医用防护物资、外伤处理类医用耗材、静脉输液类耗材等。最终敲定

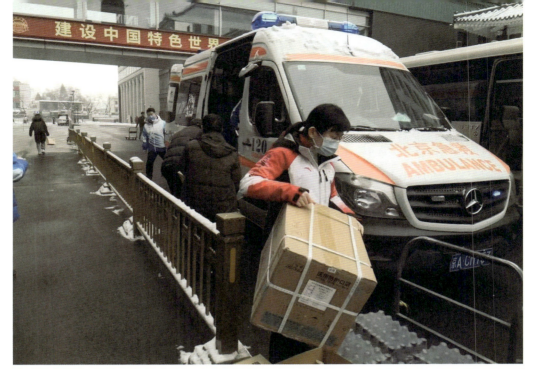

蔺晨正在搬运医学工程处提供的保障物资

的清单，以不降低标准为前提缩减预算近 40%。

　　时效性是奥运保障工作的另一个特点。医学工程处通过流程 SOP 的梳理优化、医院各部门协同合作，配合各区域进入闭环的时间提前将设备和物资配送到位。冬奥会、冬残奥会期间，医学工程处共采购、调剂医疗设备 62 台套，配送医用耗材、防护物资等 95 个品规 1500 余件。

　　"保障工作就是要悄无声息，平时人们感觉不到、关键时刻能让人想起，才说明我们的工作做到位了。"这是医学工程处邱杰处长经常挂在口头上的一句话。冬奥专项工作小组通过周密的预案部署，24 小时轮岗值守，及时完成对紧急需求的快速应答和充足的物资补给，让闭环里的一线人员感到春天般的踏实和温暖。

始终为患者考虑"最优解"

　　在冬奥会开幕前 3 个月，后勤保障团队就进入了备战状态。从病房"三区两通道"的重新改造，院区内各类冬奥相关的双语指引标识的制作，到后勤保障人员的隔离防护、保洁消杀、院感知识的全方位培训，再到冬奥车辆进出、患者转运方案、沿途消毒流程等各类预案的制订—修改—演练—再修改—再演练，后勤保障团队不断优化每一个细节。

印象最深的是保障一位腰痛的奥委会官员就诊。他的行程安排极为紧密，8点半到医院，10点半就要返回驻地参加重要会议。这个时段也是工作日的早高峰，患者络绎不绝。冬奥病房需要闭环管理，当保障对象需要就诊时，必须封闭相关区域和通道，可能影响普通患者的就医。

医院高度重视这个情况，杜斌副院长坐镇指挥，医务处、医院感染管理处、护理部、急诊科、保卫处、后勤保障处、开发公司组成现场保障小组共同调度，按照"患者即将抵达—封闭通道—引导车辆—进入病房—保洁消杀—解除封闭"的流程，环环相扣，尽快将患者引导进入冬奥病房，减少对普通患者的影响。

奥委会官员提出希望通过按摩来配合治疗的想法，但是患者接下来有重要工作，时间非常紧张，给治疗工作及后勤保障工作提出了极高的要求。10点10分，闭环内的医生还在紧张地施治，闭环外的保障组已是待命状态。基本上每隔3～5分钟就会通话一次，沟通进程。

饮食中心精心准备冬奥特供美食

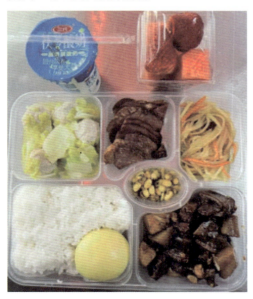
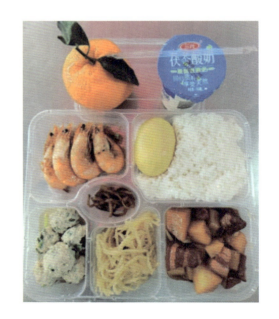

10 点 25 分，冬奥病房报告了治疗完毕的消息，我们马上按流程引导车辆离开，悬着的心终于放下了。我这才发现，自己在寒冷的天气里，居然攥出了一手的汗。

因任务的特殊性，参与保障的员工需要与医生、护士们一起集中闭环管理，吃住在指定地点，整整 3 个月不回家。我们齐心协力，圆满完成了各类冬奥保障任务 67 次。

用"钉钉子"精神完成不可能的任务

自 2021 年 8 月接到任务起，基建处配合其他部门积极参与了前期冬奥病房的选址工作，从建筑使用功能、通风、进出流线等方面分析最优性，最终确定冬奥病房落户急诊三层。

在疫情常态化防控的当下，7 号电梯厅的 3 部电梯和急诊 6 号电梯厅的 G7、G8 两部电梯是门诊、急诊、外科楼直通地下车库的主要垂直通道，人流量很大。急诊三层成为冬奥病房，意味着其中两部电梯要成为冬奥专用梯，纳入闭环管理，另外 3 部电梯要承担起此前 5 部电梯的运输量。这非常考验本就十分繁忙的电梯的运输能力。如何确保已经投用 10 年的电梯不停梯、不困人、高强度、无故障运行，也成为摆在基建处面前的一道难题。

不能耽误医院正常的通行秩序，电梯班就利用元旦假期和人流量较少的深夜，分批停梯维护。他们对每部电梯中的曳引钢带、曳引轮、门电机、门控制系统等进行全面预防式更换，对每台电梯重要元器件进行仔细检修，通宵达旦地争干、抢干。经过了一周的连续奋战，电梯班终于完成了对电梯的全面检修和安全升级。

电梯班又主动为冬奥病房医护人员进行培训，确保冬奥闭环内的每一名医护人员都掌握了专梯使用技巧，"我们就在电梯机房持续提供保障，请大家放心操作电梯。"

此外，电梯班还牵头制订了重大活动特种设备保障工作方案和停电困人等应急预案。

在冬奥会、冬残奥会医疗保障期间，7 号电梯厅 3 台电梯连续运行 72 天，冬奥

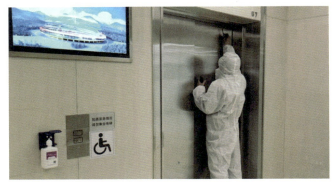
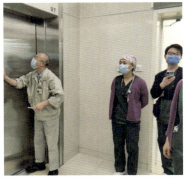

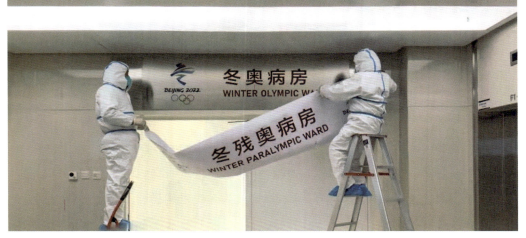

电梯班对电梯进行全面检修（上），后勤人员更换冬残奥病房标识（下）

专梯启用 57 次，优化调整后的电梯显著增强了门急诊垂直交通运输能力，有力保障了医疗秩序不受影响。

为随时应对冬奥病房可能突发的保障任务，基建处动力科、维修科接受了院感防控、穿脱防护服等防疫培训，并 24 小时安排人员备岗。"接受防疫培训"对医用气体班组、综合维修班组、电工班、给排水班、空调维修班、电梯班的师傅们来说，是最难的"工作"，但他们不气馁，一遍一遍地认真学习，反复训练，克服了年纪大、操作陌生、知识欠缺等困难，最终全面掌握了闭环工作的相关要求。在冬奥保障期间，基建处全处动员，各岗位坚守，确

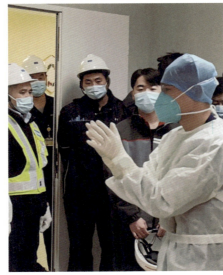
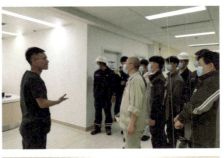
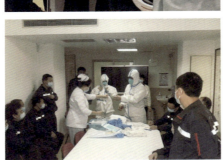
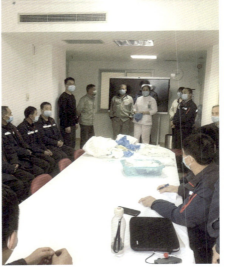

医用气体班组、综合维修班组、电工班、给排水班、空调维修班、电梯班的师傅们接受防疫培训

保了冬奥病房空调、医用气体、水、电等正常供应，设备设施正常运行。

冬奥会、冬残奥会的顺利召开，体现了国家综合实力的提升，更好地展现了国家形象、促进国家发展、振奋民族精神。"百年宏建传基业，一片匠心起新篇"，在重大活动保障中不怕困难，勇于攻坚，锻炼队伍，成就自我，这就是协和人的"工匠精神"。

做一个在路边为英雄鼓掌的人

陈明雁 宣传处处长。

"协和冬奥日记"的萌生，源于一次小聚。

2021 年 12 月 29 日，在同事间的一次小聚中得知，医疗官陈罡很快就将进入闭环，为奥运大家庭成员提供医疗保障服务至冬残奥会结束。他是协和有名的青年作家，小说《因为是医生》曾风靡一时。我建议他把每天的工作记录一下，遇到好故事可以发新媒体。这对于陈罡来说并非难事，他欣然同意："好啊。"

就这样，一粒"种子"埋了下去，开出了千树万树的花。

而"协和冬奥日记"的启动，源于一个美丽的误会。

2022 年 1 月 22 日，协和冬奥场馆医疗站服务保障队出征的那一天，"冬奥宣传小组"群里分外热闹，来自场馆医疗队、冬奥病房团队、滑雪医生、国际医疗部和医务处的小伙伴们正在群里热火朝天地讨论各个医疗点的"别样风光"，陈罡不打招呼就扔下一个压缩文件夹，并告知这是"开站小记"。

另一个医疗官蔺晨深受刺激，小窗敲我："陈罡这么高效？我该怎么办？我只是一个外科大夫！"

我鼓励她："外科大夫也可以写，我帮你润色。"

蔺晨以外科大夫雷厉风行的作风，接连两日扔下两篇稿子，一篇出征日记，一篇开站小记，发到群里后，众人哗然。

冬奥病房主任徐凯峰连忙给团队布置"作业"，滑雪医生邓侃发来视频解说"滑雪医生的一天","始作俑者"陈罡也坐不住了，给我打了一个电话。

"蔺晨怎么这么高产啊？开站这么忙，她哪儿来的时间？"

"一次是凌晨两点，一次是凌晨一点。她是被你激励才这么勤奋的，你也可以！"

"我只是发了照片！"

"你开了个好头。我替协和谢谢你。"

放下电话后，陈罡"哭"着写下了真正的《开站小记》，与蔺晨的冬奥日记合为一篇，发表在"协和医生说"微信公众号上，成为"协和冬奥日记"的开栏之作。此后，我们再也没有缺过稿子，深受"内卷"刺激的冬奥队员们白天认真工作，晚上勤奋写作，一篇篇生动活泼有趣、满怀青春力量的冬奥日记诞生了。

"协和冬奥日记"成为热门 IP，源于一次艰难的决定。

春节前夕，我们就已经收集了一批冬奥稿件。现在发，还是等等再发？成为缠在心头的麻线团。我清楚地知道宣传团队在经过百年院庆后已成疲惫之军，很需要一个假期缓缓神儿，但冬奥的宣传期就这么短短的几十天，机不可失时不再来。最后，当我决定春节 7 天无休连发的时候，团队成员们没有一人怨言，快速分了任务，像一个个真正的冬奥运动员一样，热情澎湃地奔向这冰雪盛会。

在一声声"新年快乐"的祝福中，只有协和医院的公众号每日孜孜不倦地更新着"冬奥日记"，成功获取了先发优势和人气积累。各大媒体纷纷联系我，希望摘录或转发日记，更有大量媒体以此为线索联系队员采访。截至 2022 年 3 月 13 日冬残奥会闭幕，"北京协和医院双奥"相关报道共计 30415 篇，媒体高赞，百姓爱看，称赞这些报道"从冬奥志愿者的凡人小事出发，折射出了医学人文的闪光点"。

因为经常和队员们交流，我看到了、听到了很多不为人知的故事。

忘不了医疗队出征时，张抒扬院长一边说着"大家好几个春节都没好好休息"，一边悄悄红了眼睛；忘不了吴沛新书记在"一墩难求"的时候给队员们满世界找"冰墩墩"；忘不了杜斌副院长在开幕式的工作例会上歪着头开心地说"顺利开幕即成

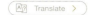

Doctor shares his experience of working in the Olympic medical team

Share

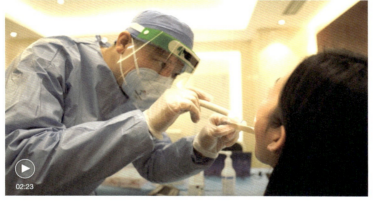

The Beijing Winter Olympics is not only hosting world-class athletes, but also a renowned medical team. CGTN's Zhao Yunfei talked to one doctor who's participated in both the 2008 Summer Olympics and this year's Winter Games.

TOP NEWS

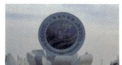

Xi Jinping to attend SCO summit, visit Kazakhstan, Uzbekistan

China   15:21, 12-Sep-2022

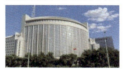

China makes solemn representations to U.S. on university cyber attack

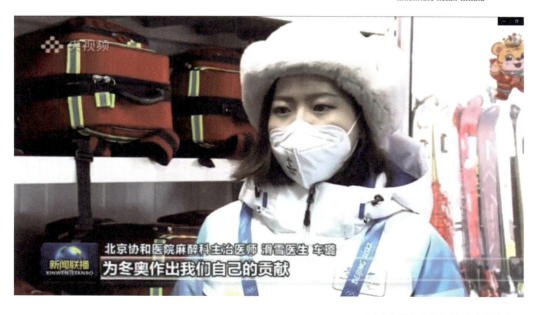

国内外媒体争相把镜头对准协和人

协和冬奥日记

功一半"；忘不了闭环外的医疗经理史迪因位置特殊没能留下一张珍贵的照片；忘不了蔺晨顶着两周的胃出血不敢告诉任何人……

在冬奥会的竞技场上，医生护士们并不是主角，甚至更多人因为保密任务没有留下只言片语，但他们用心、用情，成为那个"在路边为英雄鼓掌的人"。

协和精神的"严谨、求精、勤奋、奉献"在这个春天盛放在冬奥竞技场内外，它不张扬但温厚，不绚烂但内敛，它用自己的微火之光，映衬着属于中国、属于北京的高光时刻。

协和宣传团队，何尝又不是"在路边为英雄鼓掌的人"？

无论是奋战第一线的冬奥保障队员，

还是身处幕后默默打光的宣传团队。

你们都是最可爱的人。

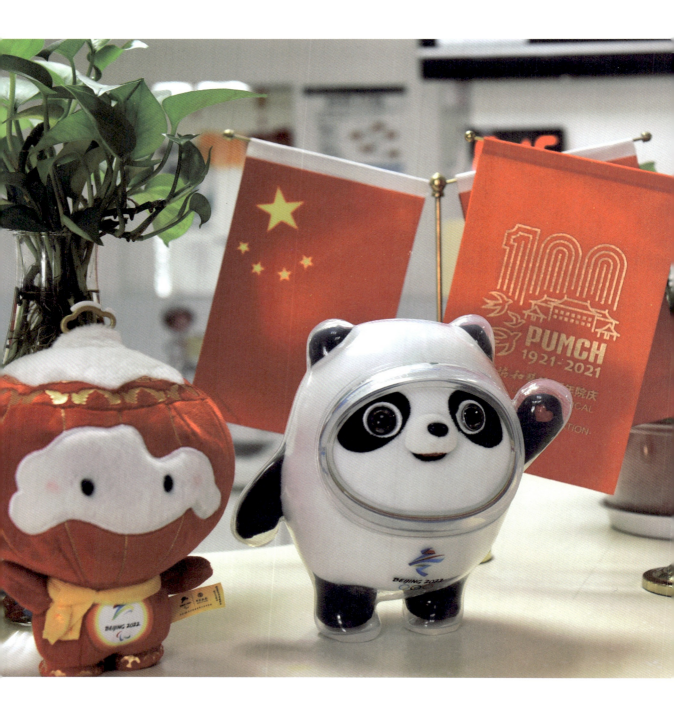

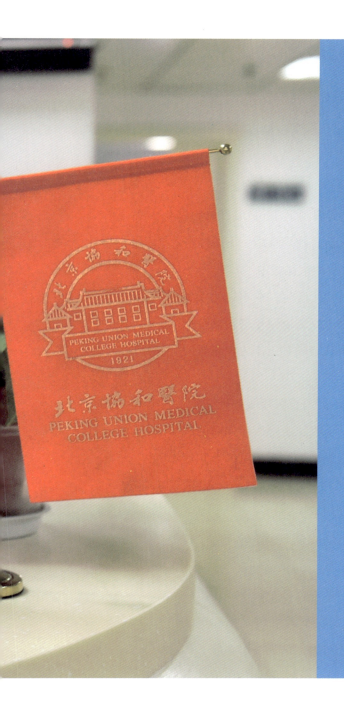

第四篇

自信开放
奥运精神不朽

自信　激情　奋斗　不悔
这是青春最美的样子
严谨　求精　勤奋　奉献
这是协和人最真实的写照
青春中的协和人
在历史的浪潮中一次又一次创造着
协和的青春

在冬奥服务中熔炼协和精神

 史迪　奥林匹克大家庭场馆医疗防疫副秘书长兼医疗经理，急诊科副主任医师。

　　北京 2022 年冬奥会、冬残奥会已经圆满画上了句号，作为一名普普通通的、为之效力过的医疗保障人员，我想总结一下曾经奋战的日日夜夜，让这段成长的历程烙印在我的记忆之中。

　　我是来自北京协和医院急诊科的一名临床医生，在本届北京冬奥会、冬残奥会担任奥林匹克大家庭场馆医疗防疫副秘书长兼医疗经理一职。我的职责是在管理医疗防疫团队的同时，作为枢纽对内对外进行联络。

　　从 2021 年 7 月 1 日我被借调到北京冬奥组委医疗服务处开始，一共 298 天，在经历了筹备、建设、运行、收尾两赛医疗保障的服务之后，我想借用凯撒大帝在泽拉战役获胜后送回元老院的那句捷报汇报给 3 个月前在风雪中送我们出征的各位领导，"Veni，Vidi，Vici"。我们出发了，我们战斗了，我们胜利了！

　　在这次保障活动中，我们收获了圆满的成果，也全程面临了极大挑战，主要的挑战来自于以下三点。

　　一是疫情防控长程闭环管理的压力。

　　二是服务客户规格极高的压力。我们负责的场馆是国际奥委会、国际残奥委会赛时的临时总部，服务对象包括奥委会主席、国家地区奥委会和单项体育联合会的最高级官员以及他们宴请的贵宾，其中包括多位国家元首。

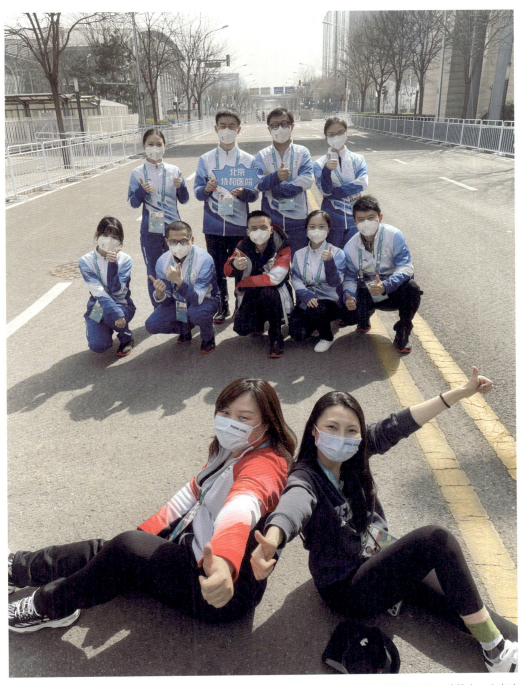

圆满完成保障任务后的奥林匹克大家庭场馆医疗团队合影，前排右一为史迪

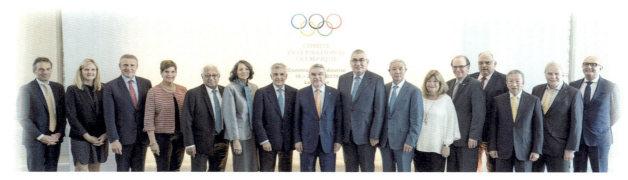

奥林匹克大家庭部分成员合影（图片引自国际奥委会官网）

三是医疗保障服务的复杂性。医疗保障只是本次赛事保障中的一个小领域，需要与来自不同背景和专业的政府、企事业单位人员进行多方、多形式协作，以确保工作顺利开展。

面对挑战，医疗团队将任务本身所带来的巨大压力转化为强大动力，用人性化服务去满足所负责场馆片区的众多个性化要求，我们能做到这一点的原因也有三点。

一是专业自驱力。我们每一位成员都已接受协和日常的千锤百炼，我们是用协和实力与协和信念去铸就冬奥场馆医疗保障成果。

二是目标导向性。我们的目标是在奥运场馆通过提供高质量有温度的医疗服务，实现协和文化的传播。在困难面前，我们的团队始终以目标为导向，与其他团队整合协作、灵活创新、解决问题。

三是使命价值感。我们面临的是奥运史上前所未有的巨大挑战：超过一千名外方宾客、近五千名中方服务保障人员同时处在长时间闭环之中，在高压挑战面前，是协和的基因促使我们敢于承担使命，迎着困难主动向前一步走。

我们的团队在参加这次载入史册的奥运盛会保障过程中，更深度理解了祖国在当前的疫情和国际形势下举办奥运会的艰难，同时我们也很自豪能圆满完成祖国交给我们的任务。我们何其有幸，能在如此宏大的叙事中发挥所长，和场馆团队、兄弟医院并肩奋斗，和给予我们指导的北京市卫健委、冬奥组委和各级协作单位同心同德，汇聚在一起，成为祖国成功办奥的参与者。我们更深知，小团队的成果源自大团队的滋养、承载和托举，是协和每一位支持和帮助过我们的领导及同事给了我

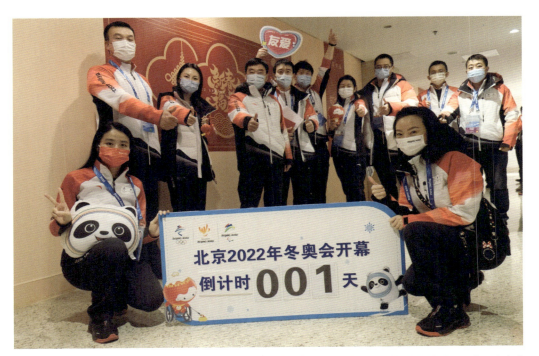

冬奥会开幕前奥林匹克大家庭场馆团队合影，左三为史迪

们战斗的底气。

　　子曰："道千乘之国，敬事而信。"我们凭借协和人精湛高超的医术、高效科学的工作方法、严谨务实的工作态度、亲密无间的团队精神为国际奥委会、北京冬奥组委留下了最可靠、最值得信任的医疗团队印象。冬奥会、冬残奥会结束了。我相信，闭幕式的雪花，有一片是为协和而闪亮，它铭刻着百年协和不灭的光芒。

用奋斗书写无悔青春

范俊平　洲际医疗站医生，2008 年北京奥运会医学生志愿者，呼吸与危重症医学科副主任医师。

14 年前，2008 年北京奥运会，我还是一名医学生志愿者，在国际广播中心（International Broadcasting Center，IBC）担任医疗助理，为来自世界各国的电视转播人员提供医疗服务，常怀忐忑。14 年后服务北京冬奥，我已经是一名呼吸与危重症医学科副主任医师，不敢说身经百战，但可以临危不乱。从 2008 年奥运保障到 2020 年援鄂抗疫，再到 2022 年冬奥保障，我有幸经历了一次次重大考验，从小白到独当一面，回想起来确实不是一日之功。

亲历"双奥"，跨越了 14 年，我感受到三个不同：闭环管理、角色转变、国家强大。

因为新冠肺炎疫情的原因，北京冬奥会、冬残奥会采取闭环管理。"闭环"意味着长时间无法回家，但是不止我们医疗保障人员，闭环内各个岗位的工作人员都在为社会的安全稳定而舍小家为大家。冬奥恰逢春节，无法与家人团聚，难免有些失落，但工作以来，我也渐渐习惯经常因为值班而不能放假过春节。毕竟这也是医疗职业的一部分，选择这份职业之初，我就做好了准备。

同为医疗保障，与学生时代的助手角色相比，这一次我已经不再只是助手，经常要自己拿主意，责任也更重了。配置齐全的医疗保障团队让我觉得虽然责任虽重，但也没有那么难。从搭班的护士、医疗官、医疗经理，到 120 转运团队，再到大后方的协和冬奥病房，

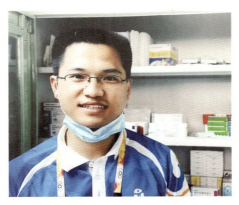
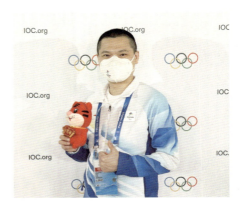

范俊平以学生志愿者身份服务 2008 夏季奥运会　　　　14 年后，范俊平再披奥运志愿者战袍

历次重大活动医疗保障的协同作战已经是驾轻就熟。我们不是一个人，而是依托一个训练有素的体系在作战。

回想起观看开幕式，怎一个"震撼"了得。通过融入科技创新、低碳环保和运动健康理念，一场浪漫、唯美、温暖的盛会亮相全世界。张艺谋导演的采访也完美地说出了每一个中国人的心声，从 2008 年到 2022 年就是从"北京欢迎你"到"一起向未来"的跨越，我们的国家更加强大，人民的心态更加平和，自信心空前增加。中国承诺的事情一定都会办到，我想这也是闭环内所有志愿者克服困难、努力工作的动力之一吧。

医疗站保障的人群既包括国外客人，也包括志愿者、酒店工作人员等。给我留下深刻印象的是一位酒店大厨，接诊时患者只是说过去 1 周内有 3 次夜间胸闷，他以为是高强度的工作累的，但又不太放心。经过详细的问诊，我发现他长期有糖尿病，并且有吸烟史，查体时已经出现双下肢水肿，心电图提示可疑的陈旧心梗。向医疗官陈罡汇报后，我们迅速拟诊心力衰竭，并第一时间由医疗经理史迪协调 120 车组转运至定点医院，入院后心脏超声发现患者的心脏射血分数已不足 30%（正常值应在 50% 以上），随时有猝死风险！经过后续救治，患者已经转危为安。

虽然我和陈罡都不是心血管专科医生，但是能在患者胸闷背后第一时间发现疾病端倪，并迅速做出转运处置，得益于协和完备、严格的临床医生培养体系。酒店里的同事们知道我们在，感到很安全，这就是对我们最大的肯定。

用奋斗书写无悔青春

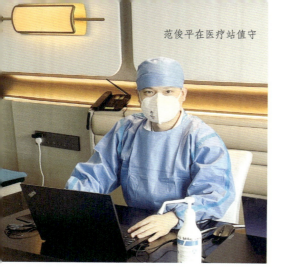
范俊平在医疗站值守

2 年前，我曾作为协和第二批援鄂抗疫国家医疗队队员驰援武汉，和大家一路奋战到 2020 年 4 月 15 日。连续近 3 个月不能和家人团聚，但是家人都很理解，也非常支持。医院为我们解决了所有的后顾之忧，院领导和同事们给了很多关心，我们感到非常温暖。

我还记得这一次出发前，医务处潘慧处长拍了拍我的肩膀，"要做定海神针！"这是信任，更是一份责任，是考验面前堪担大任的能力、担当与自觉。我要时刻保持临床医生的冷静与专注，坚守自己的岗位，把每天的工作做好。相信这不光是我，也是每一个冬奥保障岗位上的协和人的共同信念。

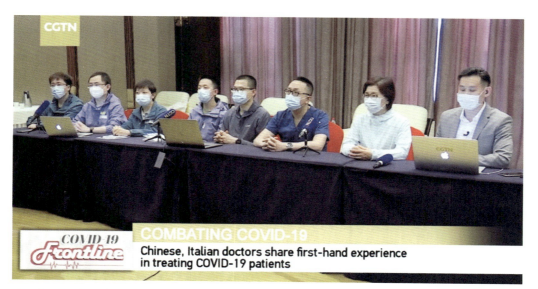

2020 年 4 月 6 日，时任党委书记张抒扬（右二）带领吴东（右三）、范俊平（右四）、谭骁（左四）、谢静（左三）、丁欣（左二）和肖盟（左一），与意大利疫情最严重的伦巴第大区的多家医院进行视频会议

传递冬奥精神，凝聚青春力量

车璐　北京冬奥会、冬残奥会高山滑雪项目滑雪医生，麻醉科主治医师。

从立春之日的一片雪花拉开帷幕，在早春时节的生机盎然中挥手作别。北京 2022 冬奥会、冬残奥会，在北京成功举办。在全球新冠疫情的笼罩之下，中国完成了一项几乎不可能完成的任务，兑现了对国际社会的庄严承诺，在奥林匹克的史册上镌刻了浓墨重彩的一笔。

而我则有幸作为中国第一代滑雪医生，亲历了这一历史时刻。

祖国至上

我所参与保障的高山滑雪项目，被誉为"冬奥会皇冠上的明珠"，是备受瞩目的赛事。也被誉为"三最"项目——"组织难度最高、复杂程度最大、危险系数最高"。运动员的滑行时速逼近 140km/h，受伤比例高达 30%。对医疗救援提出巨大挑战。

但在此之前，我国的高山滑雪医疗保障，却是一张白纸。

为了填补高山滑雪医疗保障的空白，北京奥组委联合北京卫健委发布了志愿者招募通知，要求志愿者有 3 个技能要点：①要求具备一定双板滑雪滑行能力；②能承担国际赛事英文交流；③会基本生命急救技能。

在北京协和医院麻醉科工作的我，毫不犹豫地提交了报名信息。

来自北京各地"会滑雪，懂救援"的热血医生们响应国家号召，集结组成了中国第一代滑雪医生队伍，目的只有一个：中国的冬奥要由中国人自己完成保障。

然而事实也是残酷的，光是会滑雪懂救援，是远远不够的。

高山滑雪的比赛场地要求非常高，坐落于延庆小海坨山的国家高山滑雪中心是我国第一个符合奥运办赛标准、拥有我国最高等级赛道的高山滑雪场馆。

最高起点海拔 2198 米，垂直落差近 900 米，地势复杂多变，且在比赛时为保证公平，将全程铺设冰状雪，赛道难度在全世界排名前三。

而冰状雪的容错率相当低，重心稍有偏差就可能导致严重失误摔倒，甚至出现严重的伤情。按照国际雪联规定，运动员受伤倒地时，滑雪医生必须带齐所有的急救装备和药品在 4 分钟内赶到伤员身旁，对伤情进行初步评估和迅速处理——如骨折的固定、出血部位的包扎、镇痛治疗等，并在确保伤情稳定的前提下迅速将伤员转移出赛道，救治和转移全程不能超过 15 分钟。为了达到这个要求，连续 4 个冬天，队员们苦练滑行救援技术。由于训练强度高，难度大，队员中发生的严重伤情 15 人次，其中 5 人接受了手术治疗。但没有一个人退出。

也有很多人问我为什么要报名这么艰苦和危险的事？因为，我们是少数能做这件事的人，因为祖国需要！

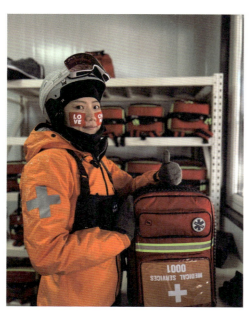

出发前，车璐在脸上贴上了 love china 字样的贴纸

团结协作

在 2020 东京奥运会开幕前夕，国际奥委会通过表决，将"更团结"写入奥林匹克宣言。

在"Beijing2022"的号召下，滑雪医生们拧成一股绳，没有救援流程，大家共同商讨；没有救援背包，队员一起设计；没有直升机经验，一遍一遍演练。

团结协作，也让滑雪医生实现了若干重要从0到1的突破。

第一次冬奥医疗保障全体人员全部通过高级心血管生命支持急救培训。

第一次设计并优化了高山滑雪救援背包物品和药品。

第一次设计并优化了高山滑雪救援伤情评估流程和转运流程。

第一次完成了雪道救援直升机配合转运伤员。

第一次承担了高山滑雪项目的大型国际赛事医疗保障任务。

第一次在冬奥会上实施闭环管理医疗救援。

2022年2月8日，女子大回转比赛日，美国女选手在高速滑行的时候失去平衡重重摔倒。救援团队第一时间响应，4分钟内到场，15分钟完成处置转运。出色地

救援包内容

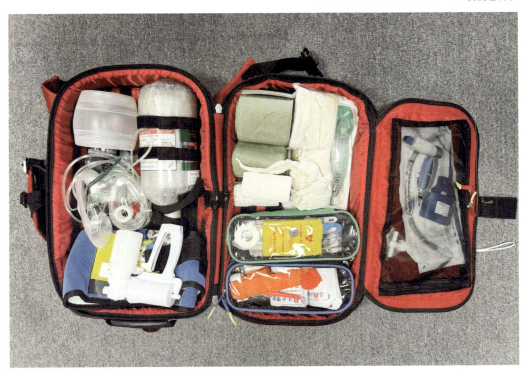

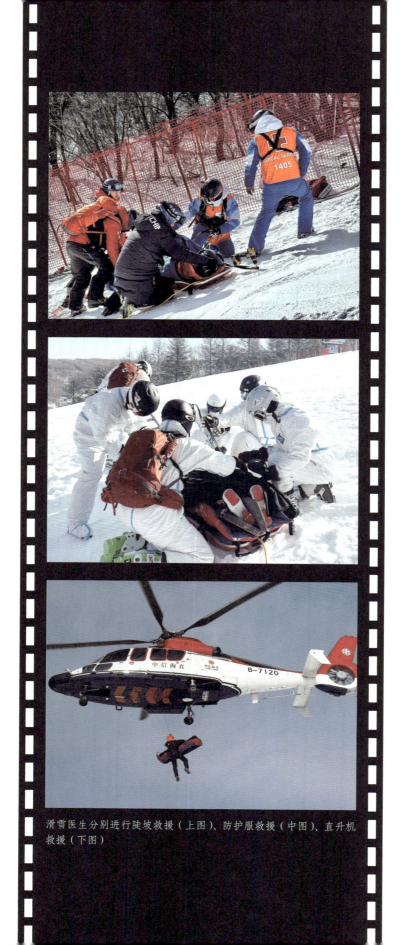

滑雪医生分别进行陡坡救援（上图）、防护服救援（中图）、直升机救援（下图）

协和冬奥日记

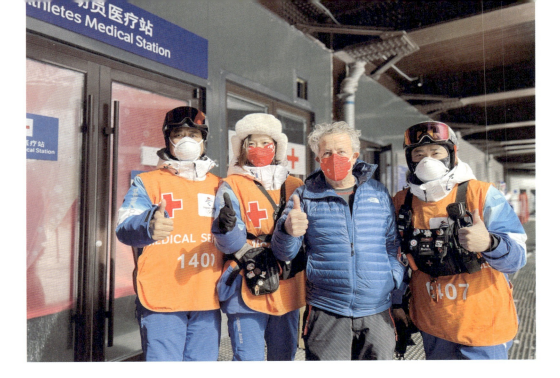

国际雪联（FIS）医疗官汉斯（Hans Spring）先生和协和滑雪医生合影（左起：李其一、车璐、汉斯先生、何嘉）

完成了国际雪联"不可能"的要求，而这"挑战不可能"在比赛时一次次上演。

中国滑雪医生的表现被国际雪联医疗专家委员会评价为"堪称顶级"。"顶级"二字背后的力量，正是团结。

顽强拼搏

我们的工作，面临着零下30℃的严寒，8～9级的大风。连常年工作在雪场的外籍巡逻队员们都纷纷感慨"你们这里实在是太冷了"。滑雪医生们负重20kg，稍微动一下都呼吸困难，呼出的水蒸气瞬间凝结成冰，冻伤在所难免。赛时保障期间，我们精神高度集中，就像在起跑线上时刻听着发令枪响的运动员，时刻准备着争分夺秒开展救治。在雪道上进行保障，往往一站就是7～8小时，除了无法上厕所，女滑雪医生还面临着生理期的难题。但每个人都以饱满的精神面貌，在延庆赛区从冬奥会坚守到冬残奥会。

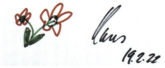

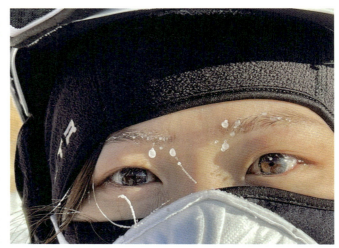

汉斯先生留给中国滑雪医生的寄语　　　　在寒冷的环境下，滑雪医生毛发上的湿气迅速凝结成冰

　　2022冬奥会恰逢了世纪疫情和百年变局的交织，中国的办奥人心里时刻谨记着习近平总书记"一刻也不能停，一步也不能错，一天也误不起"的指示，迎难而上！

　　在延庆赛区，我见证了防疫人员的用心守护，见证了志愿者们的暖心服务，见证了冬奥建设者的巧夺天工，也见证了运动员们的奋勇拼搏。

　　作为中国第一代滑雪医生，我目睹了中华儿女们高举冬奥精神的火炬，用自己的言行，生动诠释了何谓胸怀大局、何谓自信开放、何谓迎难而上、何谓追求卓越、何谓共创未来。时代召唤，振奋人心。这精神也必将激励吾辈不负韶华，继续砥砺前行！

滑雪医生，见证金牌奇迹

任广为　冬奥会、冬残奥会FOP滑雪救援医生，2008年北京奥运会医疗保障志愿者，国际医疗部主管护师。

　　我作为冬奥滑雪医疗保障梦之队的一员，参加了2022年北京冬奥会、冬残奥会张家口赛区云顶滑雪公园的赛道医疗救援工作。无论是赛前官方训练，还是正式比赛，我们都需要在赛道的各个点位上，时刻关注赛道内，以便及时发现并迅速处理伤情。

　　2022年情人节的夜晚，自由式滑雪女子空中技巧决赛在张家口云顶滑雪公园举行。我在保障完白天的比赛项目后，继续参加晚上的保障。这一夜，31岁的老将徐梦桃第4次参加冬奥比赛。没有人能丈量，为了梦想，这个中国姑娘走过了多少坎坷。

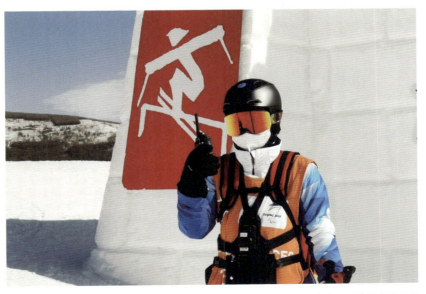

任广为在云顶赛场保障现场

在空中技巧比赛前，徐梦桃在出发点紧张地走动着，一直给自己打气，极力控制着自己的情绪。我们看在眼里，疼在心里。每个人都放低了声音，放慢了脚步，生怕弄出声响打扰到她，只在心里默默为她加油祈祷。轮到她上场了，全场凝神屏息、鸦雀无声，我们可能比运动员还紧张。金牌归属简单而残酷，一跳定胜负。俯冲、起跳、空中旋转、落地！当她平稳落地那一刻，我们悬着的心也终于放下了！随着现场大屏幕缓缓打出最终的成绩：108.61分，现场人群的欢呼声和音乐声如旋风般响起。

当最后一名选手结束挑战，徐梦桃得知自己位列第一，她难以相信，连问数遍"是我吗？我是第一吗？"我在现场也忍不住热泪盈眶，心情无比激动，为徐梦桃力破"收银员"魔咒而狂喜，为每一位选手超越自我而感动，为中国运动员的顽强拼搏而骄傲。这也将是我铭刻一生的美好回忆。

我一直是"协和奥运会"赛场上的运动健儿。对运动的热爱也让我分别参与了2008年夏季和2022年冬季的两届奥运会医疗保障。在近两个月的冬（残）奥保障过程中，我们克服种种困难，出色完成工作，交出了医疗保障和疫情防控的两张完美答卷。

我所在的张家口赛区云顶场馆在冬奥会12个竞赛场馆中取得了单个场馆金牌总数、奖牌总数、观众满意度综合评价"三个第一"的好成绩，荣获了党中央、国务院授予的"北京冬奥会、冬残奥会突出贡献集体"荣誉称号。国际奥委会主席巴赫先后四次到云顶场馆考察并观赛，表示"我也非常渴望从这么漂亮的雪道上滑下去！云顶滑雪公园一定会给大家奉献非常精彩的奥运赛事！"

"我要感谢张家口赛区，感谢这里的医疗团队和所有人付出的巨大努力，尤其是对雪上竞技相关医疗基础设施的可观投入！"国际雪联医疗委员会副主席珍妮·舒特表示，雪上医疗服务能力是北京冬奥会的宝贵遗产，北京冬奥会张家口赛区医疗设施、服务均堪称顶级，希望这些堪称完美的赛道和医疗志愿者能够继续发光发热。

竞技体育除了勇争第一，更重要的使命是传播爱与友谊。从2019年开始，我

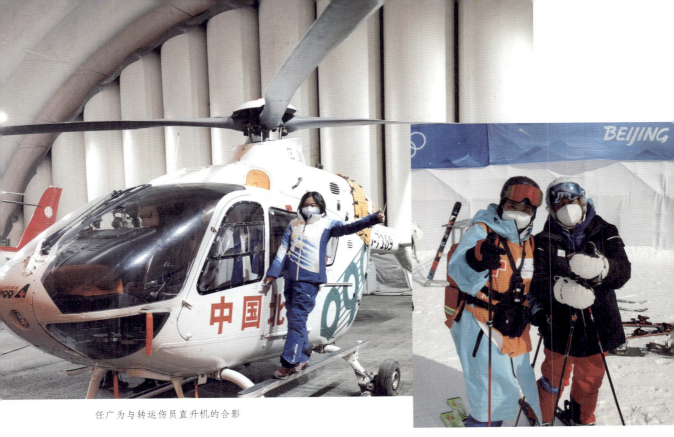

任广为与转运伤员直升机的合影

国际雪联医疗委员会副主席珍妮·舒特
（右）与任广为（左）合影

们滑雪医生出色完成 4 个雪季、近 150 天的滑雪技能、雪上急救技能、直升机救援、绳索救援等专业培训，同时圆满完成了"2021 年相约北京系列冬季体育赛事测试赛"和"相约北京 2021/2022 年国际雪联障碍追逐世界杯"的雪上救援保障工作。我们从原本并不相识的陌生人到亲密战友，互相帮助、团结协作，从未言苦叫累，也未有过半句怨言。

　　我为能在两届奥运会上贡献自己的力量而自豪，也珍惜与战友们的奥运友谊，相信这份友谊会像奥林匹克精神一样，永远延续下去！

一家两代三人的冬奥"情缘"

王思浓　洲际医疗站护士，国际医疗部三病房护师。

旭日初升，寒冬微暖，作为冬奥大家庭场馆医疗站的护士，我开始新一天的工作：清洁消毒、检查仪器设备和整理交接班注意事项。医疗站主要负责处理国际奥委会官员及场馆工作人员的医疗需求，并及时转诊需要进一步检查和医疗支持的患者。

刚入闭环时，我稍微有些紧张，酒店的工作环境跟我熟悉的病房环境大不相同。但在建站完毕后，看着熟悉的"协和标准"和携手并肩的协和团队成员，心里踏实了很多。在一次次的"实战中"，我们出色完成了医疗保障任务，收获了患者的感谢和奥委会的肯定。对于圆满完成冬奥会、冬残奥会医疗保障任务，我越来越有信心。

在首钢滑雪大跳台的集中办公区，我的姑父——公共卫生领域副经理刘天军使劲拍了拍脸，打起精神，走出办公室。每天凌晨3点，他已经进入工作状态，不停地接收、管理、调配各种防疫物资，直到天光大亮。"天亮后的第一件事就是去闭环出入口、物品交换区等点位转一圈，检查每处点位的防疫物资。看到物资充足、码放整齐，我才能安心。"

自2021年8月起，姑父就进入冬奥保障中。他主要负责防疫物资的管理和场馆内工作人员防疫知识的培训，并监管疫情防控工作。这半年多，他没有休息过一个节假日，"场馆把这样重要的任务

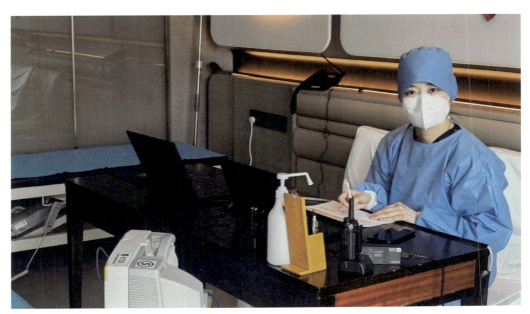

王思浓在洲际医疗站从事医疗保障工作

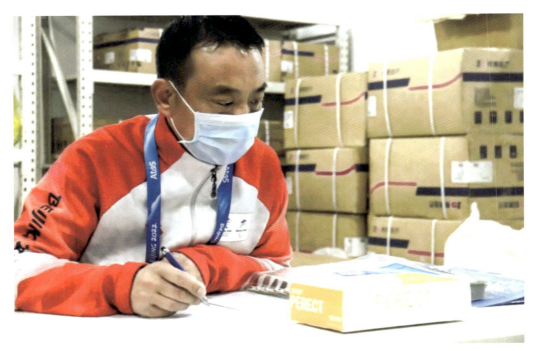

刘天军在首钢滑雪大跳台集中办公区从事防疫物资管理工作

一家两代三人的冬奥"情缘"

交给我，我一定要尽职尽责，确保场馆内所有工作人员都放心工作、所有运动员都安心比赛、所有观众都开心享受。"

首钢滑雪大跳台 T3 交通点旁，我的表弟——交通志愿者、北京理工大学学生刘培炎已经陆续接待了几名国际奥委会官员。"Welcome to Shougang Big Air，please take this way to the Lounge Area."（欢迎来到首钢滑雪大跳台，请走这边到达休息区。）按照提前规划好的线路，他热情洋溢地将他们带到看台或者休息区，"我特别喜欢跟奥委会的工作人员聊天，他们总是乐观阳光，使我强烈地感受到奥运精神。我也希望通过交流，向更多国际友人展示中国年轻人的风貌。"

一天的比赛马上要结束，表弟又迎来新的一阵忙碌。他习惯在休息区门口等候，随时准备提供帮助，"我会手把手指导国际友人使用 App 预定回程出租车，并引

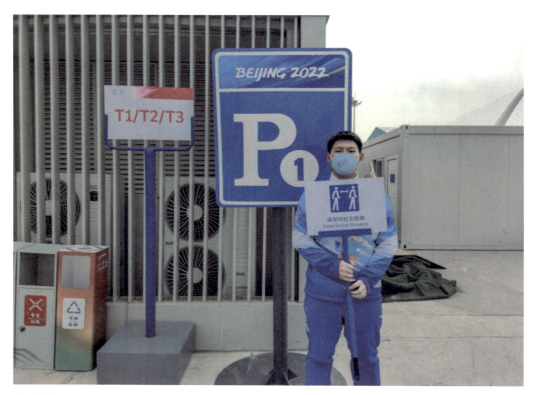

刘培炎在首钢滑雪大跳台担当交通志愿者

导他们在室内候车。让他们在寒冷的天气里，也能感受到首都志愿者的温暖。"

结束闭环内一天繁忙的工作后，我们三人终于能抽出一点时间在线上"团聚"：

"思浓，刚进闭环还适应吗？"

"姑父，我这里一切都好，您还好吗？最近挺冷的吧？"

"不冷，每天走来走去的，有时候还出汗呢。"

"那就好，弟弟感觉怎么样啊？"

"爸，姐，你们知道吗？今天谷爱凌夺冠了！我太激动了！搬领奖台时我整个人都在颤抖！这可是全体中国人的骄傲，我竟然能有幸见证这一刻！"

"是啊，我也看到了新闻，真是太让人激动了！"

在新春佳节里，在同一片蓝天下，我们一家两代三人不约而同地选择了冬奥志愿服务。我们虽然不能与家人团聚，却得到了家人们最大的支持和鼓励。我们约定，一定以最饱满的热情、最大的努力、最积极的状态，完成各自的冬奥服务保障工作，奋战到最后。

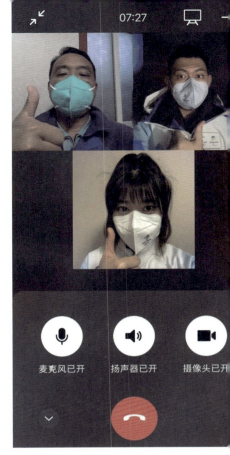

一家人线上云合影

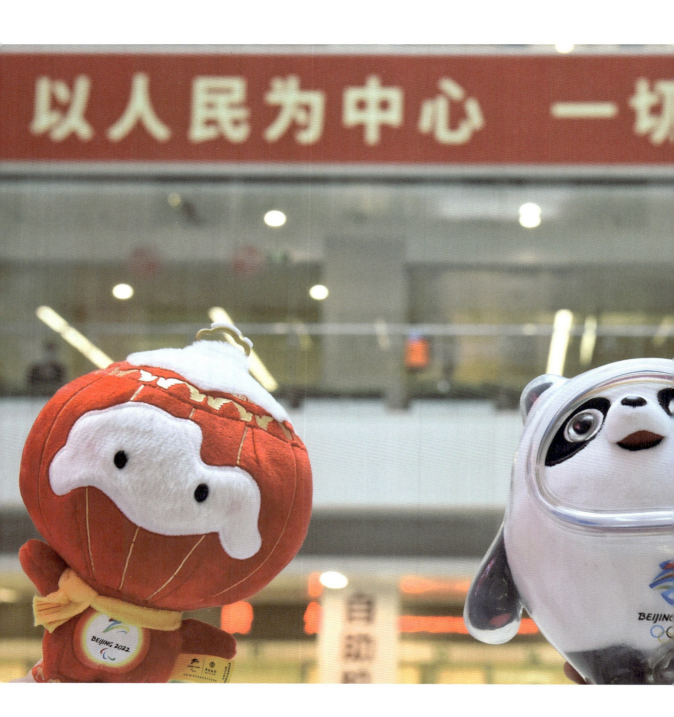

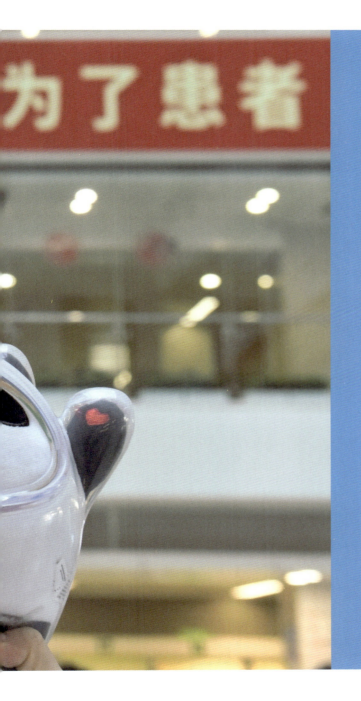

第五篇

共创未来
友谊跨越山海

在瞩目的盛会里
协和与世界交织
在盛世的目光中
世界共协和举杯
再见还会相聚
友谊天长地久

"Thank you" 频现：他们这样"表白"协和冬奥医疗保障团队

傅谭婷　2008 年北京奥运会大学生志愿者，宣传处干事。

　　自 2022 年 1 月下旬进入冬奥闭环以来，北京协和医院派出 128 名医务人员，在场馆医疗站、奥山滑雪赛道、冬奥病房等地为奥运赛事提供医疗保障服务。协和团队的高水平诊疗、多学科协作、快速响应与人文关怀，获得社会各界的一致好评，多次受到国际奥委会、北京奥组委高度赞扬，大家通过各种方式表达着对协和医护人员的信任和感激。

北京协和医院因执行 2022 北京冬奥会、冬残奥会医疗保障任务，收到了近 80 封中外文感谢信

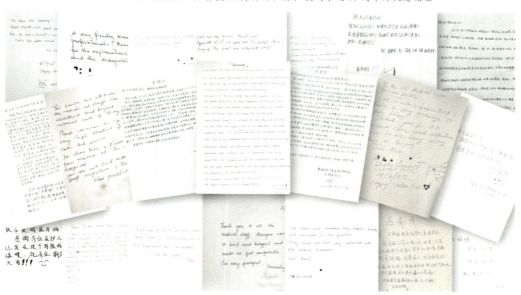

巴赫先生亲赠奥运五环 PIN

互赠、交换各式好看又有创意的"PIN（纪念章）"已成为奥运赛场的另类文化。1月30日，场馆医疗官陈罡、医疗站护士王思浓收到了国际奥委会（IOC）主席巴赫先生亲手赠送的奥运纪念章。巴赫先生幽默地说："现在你们是IOC正式任命的医生和护士了！"

2022年2月2日，场馆医疗站和冬奥病房协作救治了一位外籍急性胸痛患者。巴赫先生得知此消息后，对协和医疗团队准确的判断、密切的协作和有效的后续治疗表示高度肯定。2月3日，团队在会客室入口遇到巴赫先生，他客气地说，"After you please. Thank you for your excellent work yesterday!"（你们先请，感谢你们昨天的出色救治！）作为北京奥运保障团队的一分子，受到巴赫先生的口头肯定，医疗团队感到无限光荣。

为了回馈巴赫先生对北京协和医院的信任和肯定，陈罡和王思浓2月5日向巴赫先生回赠了协和院徽纪念章，向他前一日在开幕式上的精彩发言表示祝贺。巴赫先生幽默地说："你们听懂我在开幕式上说的中文了吗？"陈罡打趣道："听懂啦，您的中文发音非常棒，但您前几天学到的'恭喜发财'昨天没有说！"巴赫先生笑

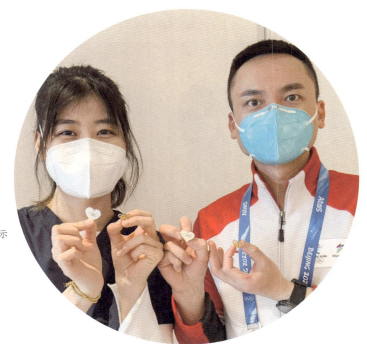

陈罡（右）、王思浓（左）展示
巴赫先生赠送的奥运纪念章

着回复："那我现在专门对你说，恭喜发财！ Wish you rich！"

两枚徽章，一段佳话，交换纪念、交换友情。北京协和医院医生护士用专业赢得了尊重，用真诚收获了同样珍贵的国际友谊。

时刻准备冲到运动员身边

北京延庆小海坨山顶的高山滑雪赛道旁，一群身着黄马甲、装备着 20kg 负重的中国滑雪医生间隔散开，驻守在各个赛道关键点，一刻不停地盯着赛道。他们并不是在欣赏高山滑雪运动员的飒爽英姿，而是做好了充分的应急医疗处置准备，随时准备冲到有需要的伤员身边。

竞争激烈的赛场上，意外在所难免。2022 年 2 月 15 日，一名法国运动员在高山滑雪女子速降决赛中，起跳落地失去平衡，摔倒在赛道，剧烈的疼痛令她放声大吼。中国滑雪医生立即赶到她身边，用担架将她转运到停机坪医疗站。滑雪医生车璐等在医疗站为她进行了进一步的紧急处理，经过仔细检查、镇痛和固定处理后，运动员的伤痛已很大程度缓解。幸运的是，经过初步判断，运动员没有明显骨折损伤，已被第一时间转运至延庆医院接受进一步诊断和治疗。

高山滑雪医生（左起：邓侃、车璐、李其一、何嘉）

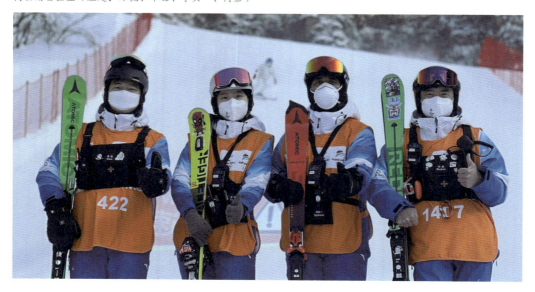

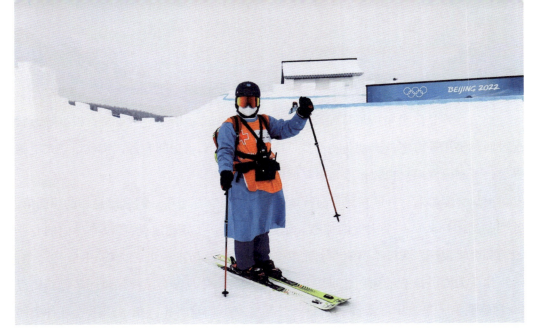

任广为在崇礼云顶赛区保障坡面障碍赛

第一张处方：一个温暖的拥抱

1月31日，国际奥委会媒体官员Tina抵京不久，因搬运行李不慎扭伤，腰伤复发、剧烈疼痛、无法行走。北京协和医院驻五洲场馆医疗队接到求助电话后，医疗官蔺晨和下夜班的骨科医生彭慧明立即赶到房间为她诊治。

初次见面问诊，Tina马上提出，她必须在4天后投入繁忙紧张的冬奥媒体工作。面对这位治疗棘手、时间紧、期望高、身份特殊的患者，体会到她的委屈、痛苦和抵触情绪，蔺晨和彭慧明果断上前给了她一个拥抱。蔺晨回忆："她的眼神立刻柔和了下来。"

是的，医生开出的第一张处方是关爱。这个拥抱迅速拉近了双方的距离。

随后，协和医院发挥多学科优势，2日内为Tina组织了2次前后方联合多科会诊，定制了个性化诊疗方案。2月1日Tina转运至协和冬奥病房，麻醉科崔旭蕾副主任医师为她实施了超声引导下腰椎小关节注射治疗和腰脊神经后内侧支阻滞镇痛操作。疗效立竿见影、疼痛大大缓解，配合口服药物，Tina如期投入到紧张又忙碌的奥运媒体工作中。

前方医疗站队员坚持每日随诊，不断地鼓励 Tina，给予心理支持；根据随诊状况及时调整用药方案；辨别药物不良反应；为 Tina 调整房间布置，实现站立式电脑办公；录制康复操短视频，指导康复锻炼……

　　奥运会闭幕后，Tina 在离京前特地来到医疗站，送上了一封言辞恳切的感谢信，并回赠给医疗队员一个大大的拥抱。她越抱越紧，并激动地说："没有你们的专业救治和温暖关怀，我根本不能顺利完成工作！你们就是我在北京的家人！"

　　冰雪为媒，情意绵绵！北京协和医院冬奥会、冬残奥会医疗保障团队已获得近80 封感谢信，来自国际奥委会官员、外籍专家、场馆工作人员、志愿者等各类团体。一声声"Thank you"、一封封感谢信背后，是协和为奥运赛事参与各方提供的高水平、有温度的医疗服务，展现了为世界奉献精彩、非凡、卓越冬奥赛事的协和担当。

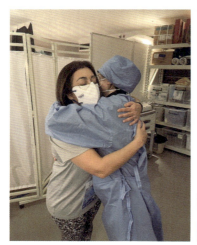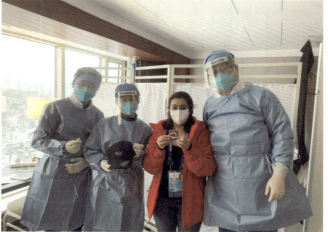

Tina 与蔺晨相拥告别，与医疗队员互换小礼品留念

你们是真正的英雄

蔺晨　五洲医疗站医疗官，基本外科副主任医师。

冬奥是一段特别的时光，来自同一家医院但并不熟识的同事，以奥运为情缘、冰雪为纽带，像一颗颗冰晶一般，紧紧地凝聚在一起，变成了最可靠的战友，完成着一个个繁复琐碎又些许陌生的任务。大家每日虽带着一身的疲惫，然而心里依旧充满激情与憧憬，带着不变的协和温度、严谨与奉献的协和人风貌、幽默与自信的协和人特色，共同迎难而上。时间像陀螺一样越转越快，眨眼就到了冬奥会闭幕式结束后的撤站。

望着满满一墙的感谢信，不由忆起第一封感谢信的由来——一位安保大叔的故事。

"蔺晨，有一位中方工作人员发热，是一位安保大叔。"

"收到。按 SOP 流程分头行动。"

于是，彭慧明开始问诊、记录流行病史、交代转运注意事项、书写病情摘要，填报医疗系统并审核，完成医疗报送信息和传染病症状监测。保健医疗部护士肖文小姐姐做事素以稳健著称，她是彭大夫的固定搭档、管家好手。

在非紧急情况下，启动一次转运，并不似想象中"说走咱就走"，我和医疗经理史迪还要反复对接其他业务领域，如场馆、奥组委、医院、公卫、住地、酒店、安保和北京急救中心各方。

无数的电话打得我有些焦躁。肖文小姐姐还在奋战文书，旁边传来彭大夫洪亮的嗓音，"大叔，你有没有医保卡啊？记得带上身份证，钱够不够？"

于是，我的沟通清单再加一项，问花费。

"大叔，会不会用闭环的奥运网约车回去？我可以教你！"

好吧，去找网约车的二维码。

"大叔，普通感冒最常见，多睡觉、多喝水啊，可以自己好的！"

似乎，声音温柔不少。

"大叔，这是我们的值班电话，24小时永远有人接啊，你回了住地也可以打啊！"

"大叔，别紧张啊！我陪你聊聊天。"

"大叔……"

不知为什么，心湖里翻卷闹腾的浪花宁静下来，我不再焦躁。最终，转运顺利。

隔日，安保大叔就主动送来了感谢信，他在信中写道："闭环管理，生了病，我的心里还是很大压力的。家人不在身边，有害怕有担心，但是医生专业的诊断和对我的鼓励，让我终于放下心来，踏实地休息养病。你们让我在寒冬中体会到了医疗团队温暖的关爱！"

看着眼前这两张一笔一画、字迹工整的纸，我感谢彭慧明的耐心细致，也感激"女将搭档"杨辰、白珊珊主动随诊大叔的关怀备至。是的，这是每位协和人每天都在岗位上默默传递的理念：医疗是有温度的，这温度也渗透在了冬奥人的心间。

记得接近冬奥会闭幕式之际，国际奥委会首席医疗官理查德·巴吉特（Richard Budgett）先生到访协和场馆医疗站。巴吉特先生身高2米，曾是赛艇金牌运动员，2012年起担任国际奥委会首席医疗官职务。他了解到我们都是协和外派场馆的医护人员，风趣地说："来自1921年建立的百年协和。"很快他抛出了第一个专业问题："如果有腹泻患者来就诊，你们如何区分传染病？"

我们带他来到医疗站的感谢信墙前，通过一封法文感谢信介绍了一名患者的故事。C女士是国际奥委会一名官员，已来京1月，因为腹泻就诊医疗站，在站外分检筛查流行病史和核酸史，经细致问诊、查体，发现晚餐进食较生的牛排后，先后出现胃痛、腹泻，有强时间相关性，故考虑诊断急性胃肠炎。经诊治后，当晚 C 女士停止腹痛、腹泻，亲自回了一封法文感谢信。有趣的是，因为协和传统是全过程管理患者，医疗站坚持随诊，顺利帮助她过渡到正常饮食，C 女士又用英文撰写了第二封感谢信。巴吉特先生一字一句认真读着信件，连连点头。

当我们聊到冬奥病房、协和多学科团队联合诊断疑难少见病时，巴吉特先生惊呼："你们这是在改变患者的人生！"在提到对低体温症志愿者开展紧急救治时，巴吉特先生加入自己的分析，讨论应急机制，对医疗站的应急抢救能力表示佩服。我们聊着一个个患者背后的故事，在大家的共同努力与精心照护下，一张张痛苦和煎熬的面孔换成了一张张轻松和感激的笑脸。对协和派出的 128 名冬奥医疗保障人员，以及协和大后方所提供的高质量、有温度的医疗服务，巴吉特先生赞叹不已，夸赞协和是卓越医疗的代表。后来，巴吉特先生更亲笔写下一封言辞真切的感谢信。

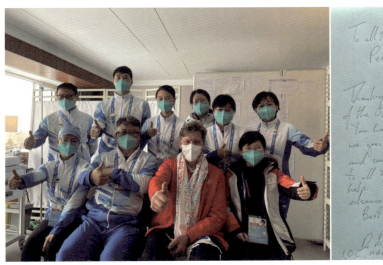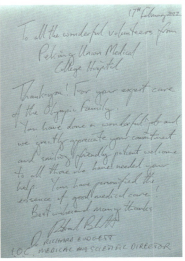

巴吉特（Richard Budgett）先生与五洲医疗站工作人员合影（左图）；巴吉特先生致北京协和医院的感谢信（右图）

To all the wonderful volunteers from Peking Union Medical College Hospital：

Thank you! For your expert care of the Olympic Family. You have done a wonderful job and we greatly appreciate your commitment and smiling friendly patient welcome to all those who have needed your help. You have personified the essence of good medical care!

Best wishes and many thanks.

Dr. Richard Budgett

I.O.C. MEDICAL AND SCIENCE DIRECTOR

致来自北京协和医院的志愿者们：

谢谢你们！感谢你们来自奥林匹克大家庭的专业关怀。你们的工作做得很好，我们非常感谢你们的承诺和微笑。你们友好、耐心地欢迎所有需要你们帮助的人。你们体现了良好医疗保障的精髓！

向你们致以最良好的祝愿和感谢。

理查德·巴吉特 博士

国际奥委会医学和科学主任

我们还收到一封独特的感谢信，以诗开篇，以笑脸签名结尾。还记得那是冬奥会闭幕式的前一天，气氛稍显紧张，无论中方工作人员还是国际奥委会官员们，大家都在紧锣密鼓地准备闭幕式，一遍遍地检查细节。医疗站和北京急救中心驻场馆团队也将在闭幕式这天参加反向安检、集结和返回过程中的现场保障。

这晚，我和陈罡与国际奥委会奥运会部执行主任克里斯托弗·杜比（Christophe Dubi）进行了亲切温馨的会面。瞬间忆起小闭环的日子里，那时刚落地北京的杜比先生因为旧伤处于重度疼痛之中，个人行程满满当当，闭环内医疗站还没开启，困难重重。擅长统筹安排的医疗经理史迪通过电话接诊，见缝插针地为他安排定制诊疗。在协和大后方的帮助下，麻醉科、康复医学科、骨科等多学科专家完成了高效会诊，为杜比先生制订了精细的治疗方案。麻醉科崔旭蕾副主任医师进行了以局部注射为主的一系列治疗，通过减轻粘连，杜比先生的疼痛明显缓解，在短时间内大

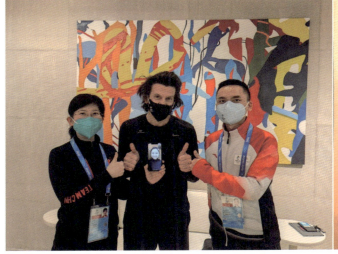

左起：蔺晨、克里斯托弗·杜比（Christophe Dubi）、陈罡与史迪（手机里）"云上合影"（左图）；杜比先生写下了诗一般的感谢话语，签名处还特地画了笑脸（右图）

大改善了生活质量，保证了后续紧张密集工作的顺利进行。

杜比先生风趣而健谈，一开口就不住地盛赞医疗经理的细致工作、医疗站有温度的服务、协和冬奥病房专业的诊疗服务，以及多学科专家的高效会诊，并且笑言"我真不希望离开北京协和医院了"。我们与做了大量对接工作的"幕后英雄"史迪一起留下了宝贵的"云上"合影。交换礼物后，杜比先生特地为协和医院留下了诗一般的感谢信，并相约来年夏天再聚北京！

Kindness and competence
Passion and determination
Hazmat suits and smiles!
I was always in high spirit，but in pain……I am still in high spirit but feeling just great.
To PUMCHer，thank you ever so much for giving your precious time to contribute to fabulous Games.
You are true Heroes!!!

C. DUBI
IOC GAMES EXEC DIR

你们是真正的英雄

一开始，我并没有认出开篇的诗文，仔细理解才发现玄机，竭尽本人可能"雅"地翻译如下。

友善而专业，

热情而果断，

防护有力又能笑容常伴！

我很兴奋来到这里，但身体的疼痛总是困扰着我；

我现在依然兴致高昂，是因为你们的疗护让我感觉棒极了。

非常感谢协和人，你们奉献了宝贵的时间。冬奥会太精彩了！这离不开你们的贡献。

你们是真正的英雄！！！

克里斯托弗·杜比

国际奥委会奥运会部执行主任

开站33天，医疗站收到来自患者的感谢信27封，其中来自外方奥委会官员16封，信件中的高频词汇是：温暖、热情、专业。这些感谢，既是对协和人辛苦工作的认可，更多的是对协和品牌的认可。虽然因为奥运，大家无法陪伴亲人过团圆年，但也正因为奥运，我们才收获了无私奉献才能获得的无上光荣和快乐，体会到了人类崇高的博爱和共同的冰雪梦想。

为冬奥助威，让世界看见

何嘉，北京冬奥会、冬残奥会高山滑雪项目滑雪医生，加拿大滑雪教练协会（CSIA）双板滑雪 2 级教练，胸外科副主任医师。

　　我们冬奥高山滑雪赛道医疗保障团队，是一支名副其实的国际战队，包含了 42 名中国滑雪医生、8 名国际滑雪医生、22 名中国巡逻队员和 22 名国际巡逻队员。国际滑雪医生来自德国、瑞士、奥地利、比利时 4 个国家，国际巡逻队员来自美国、英国、瑞典等 6 个国家，大家都是为了同一个目标——保障冬奥会和冬残奥会。

　　2022 年 1 月 31 日，国际滑雪医生团队抵达场馆与我们会合。此前，我们队里选出了 8 名滑雪医生，与国际滑雪医生 1 对 1 配对组合，作为重要的 FOP（比赛场地）医疗点位的保障医生，我有幸入选成为其中一员。

　　因为疫情原因，原定在 2020 年 2 月和 2021 年 2 月举办的高山滑雪世界杯分站赛都取消了，否则我们和这些国际滑雪医生早该见面了。在我们的内心里，他们就像是久未见面的老朋友。我们专门为他们整理了装备间，准备了雪板和各种物资。组队 4 年，我们经历了严酷的训练，熟练掌握了滑雪技术和救援技能，甚至还学习了极端条件下的索降救援。我们对自己的能力非常有信心。

　　我们自信满满、跃跃欲试。然而第一次见面的情形，还是给我们当头泼了一盆冷水。几名国际滑雪医生虽然言语很客气，但是由于对我们的不了解，表现出对我们专业的不信任，要求我们上交所有的医疗包和药品，全权由他们自行支配。"I'm an anesthesiologist for 10 years.（我是工作 10 年的麻醉师。）"一名来自瑞士的滑雪医生不客气地说道，殊不知我们队里都是来自北京著名三级医院的资深专科医生……我们 8 个垂头丧气地回到自己的装备间，谁都没说什么，但是心里暗暗较劲，一定要拿出自己最好的专业技术和表现，震震这帮"老外"。

2022 年 2 月 3 日，我们已经跟国际滑雪医生合练了两天，他们对我们的滑雪技术和急救技能有了一定的了解，对我们的态度也改变了很多，开始跟我们分工配合使用药品和医疗设备。因为国家高山滑雪中心的赛道难度大、地形复杂，中国滑雪医生已经在这个赛场摸爬滚打了 3 个雪季了，而国际滑雪医生才来了 3 天，所以他们还需要在我们的带领下熟悉赛道。

意外发生在了山顶最难的一段赛道，由于前一天的大风，这段赛道被吹得露出参差不齐的冰面，滑行难度非常大。几名中外滑雪医生摔倒，甚至出现滑坠、撞网。来自奥地利的 K 医生摔得最重，当时就

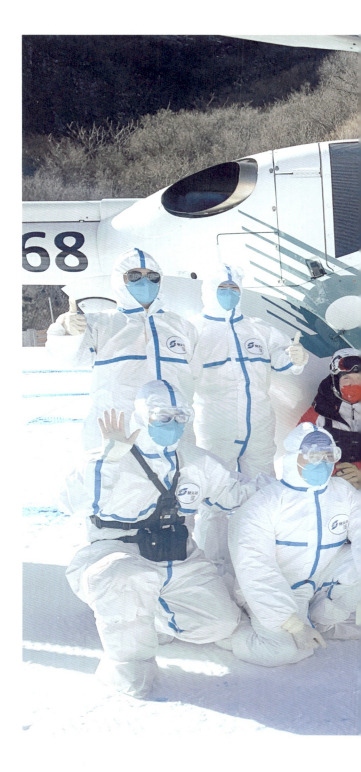

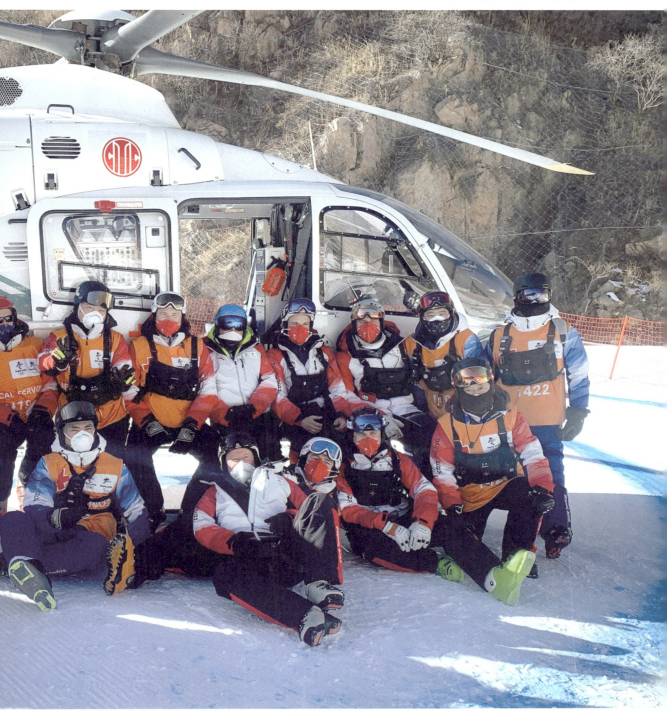

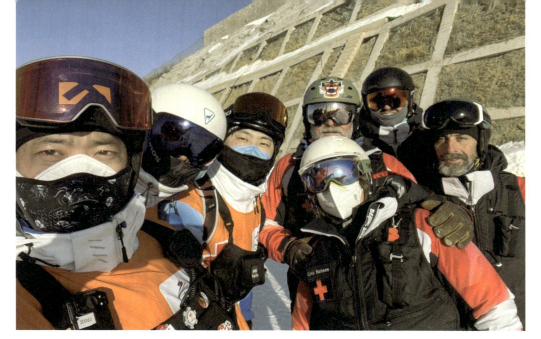

2月11日，保障女子超级大回转比赛后合影，左起：北京协和医院何嘉滑雪医生，中日友好医院李锐滑雪医生，整形外科医院赵明昊滑雪医生，加拿大 Carla Hanson 国际巡逻员（白头盔），美国 Robert Heflin 国际巡逻员（绿头盔），美国 Robert Boyd 国际巡逻员，阿根廷 Gustavo 国际巡逻员

出现了右肩的疼痛、活动障碍和畸形。我们第一时间滑到事故现场，迅速进行伤情评估，现场诊断为"肩关节脱位合并可疑锁骨骨折"，进行了包扎处理，用雪地救援船把他转运到运动员医疗站。这次"意外"让国际滑雪医生们对我们的水平和能力有了更新的认识。

2月13日气温骤降，而冬奥会高山滑雪项目的比赛仍进行得如火如荼。这一天竞速和竞技两条赛道都需要保障服务。上午在竞速赛道有女子滑降的官方训练，下午在竞技赛道进行男子大回转的比赛。我和我的搭档 Martin Leug 医生已经配合了10余天，可以说是非常默契了。早上到达 FOP2 站点，与当天搭档的3名中外巡逻队员交流该点位的保障要点，彼此检查和熟悉了救援装备，就开始站岗执勤。由于是官方训练，不是正式比赛，运动员们都有所保留，所以虽然有几名运动员失误摔倒，但都没有受伤。

中午我们匆忙吃了随身带的面包和零食，就要赶紧转战竞技赛道。此时，居然开始大雪纷飞，气温进一步降低，体感温度已达零下30℃以下。比赛因为天气原因推迟，但是由于还有赛道工作人员在工作，所以我们依然要在赛道旁执勤保障。很快，我们的手脚都冻麻了。我提出让 Martin 先到赛道旁的工作人员暖房休息一下，

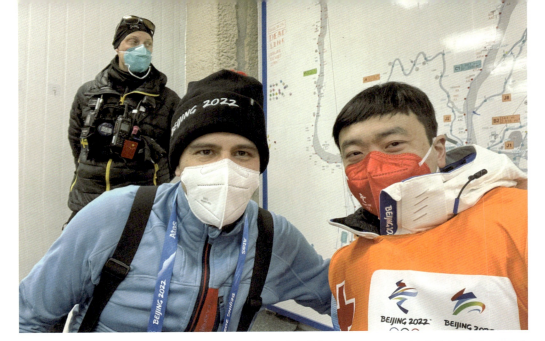

何嘉（右）和搭档 Martin Leug 医生（左）结束保障后合影留念

我可以独自执勤。开始他犹豫了一下，很快就接受了。此后我们每人半小时轮班去暖房休息，直到下午 3 时比赛正式开始。这一天的保障任务一直持续到下午 4 点半，而我们已经在风雪中、在赛道旁执勤了 9 小时。

2 月 20 日是冬奥会闭幕的日子，这一天举行的是高山滑雪团体赛，比赛在中午时分结束。有 4 名国际滑雪医生在下午就要离开北京回国了，另外 4 名国际滑雪医生的航班在第二天。经过这三个多星期的并肩战斗，我们早已成了亲密战友，大家拥抱在一起互换礼物，拍照留念，依依惜别。国际雪联的总医疗官 Hans Spring 医生，作为赛道医疗保障团队的总指挥，对我们中国滑雪医生的工作给予了高度的肯定和评价。"You all did a great job！（你们非常优秀地完成了工作！）"他在感谢信里这样写道。

冬奥会、冬残奥会已经结束数月，我还会跟这些国际滑雪医生、国际巡逻队员们通过微信、邮件聊天。能交到这么多的国际朋友，是我在这次冬奥之旅的一大收获。我想，2021 年国际奥委会把"更团结"加入"更高、更快、更强"的奥林匹克格言中，正是希望世界各国人民能够通过奥林匹克运动、通过体育的力量，建立更加广泛的交流、更加深入的友谊，使全世界人民更加团结！

为冬奥助威，让世界看见

全体滑雪医生大合影

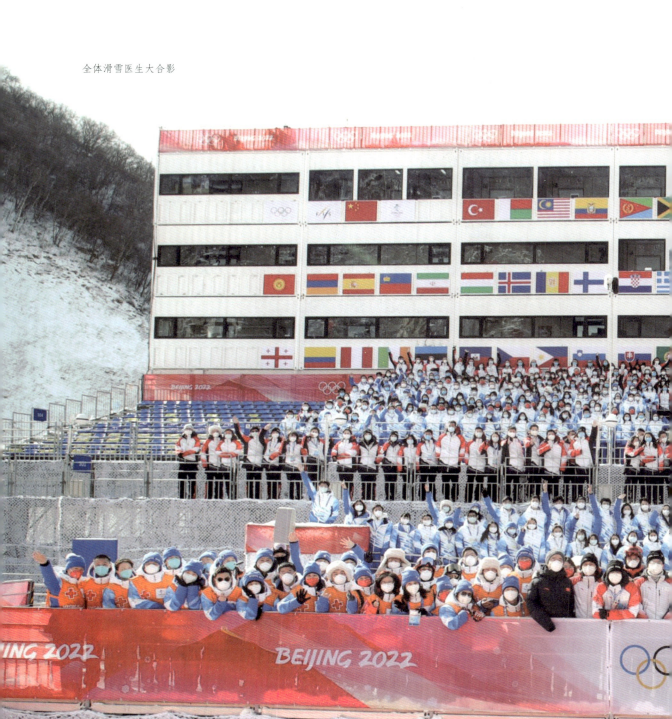

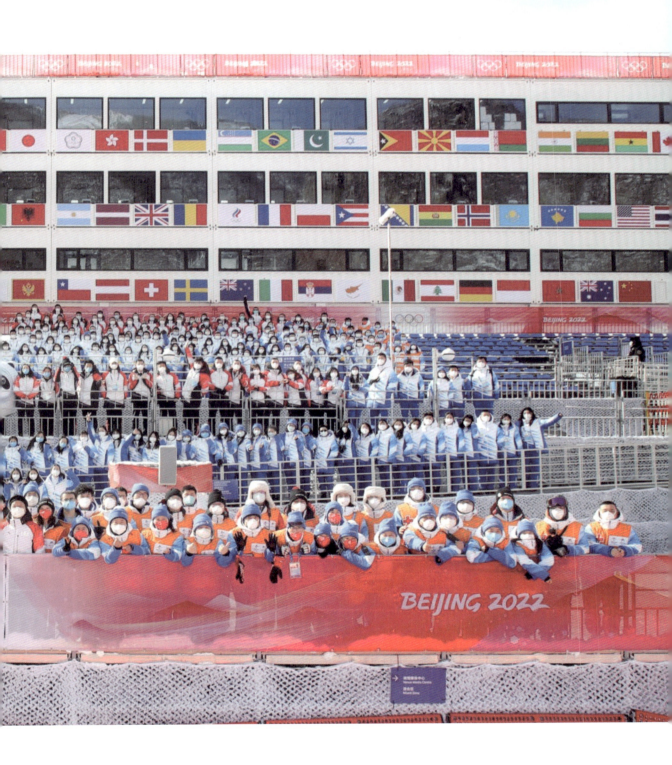

为冬奥助威，让世界看见

赠人玫瑰，手有余香

钱君岩 冬奥会、冬残奥会病房医生，风湿免疫科主治医师。

2022年2月7日，正在冬奥病房值班的我突然收到一束巨大的鲜花。这是前来复诊的G先生特地带给我的生日花，也是他送给冬奥病房全体医护人员的感谢花。就在5天前，因严重腰痛只能坐着轮椅来就诊的G先生经过我院的精心救治，恢复迅速，复诊时已可以正常行走。对治疗十分满意的他无意间得知第一次就诊那天是我的生日，就特地在复诊时带来一束鲜花祝我生日快乐，带给我巨大的惊喜。

2月2日，大年初二，恰逢我的生日。没有家人团聚，但有18位可爱的同事相伴。同在冬奥病房工作的侍效春主任医师刚好也是同一天生日，同事们早早就为我们俩准备好了生日仪式。谁曾料，生日仪式到了午夜时分才完成。

中午11点45分，医疗站发来消息，一位严重腰痛的G先生将转运至冬奥病房就诊，因患者病情复杂、基础病较多，需要进行诊前多科会诊。冬奥病房迅速进入"战时"状态。

13点28分，医疗站再次发来紧急消息，一位突发胸痛、呕血的外籍患者K先生需要紧急转诊。冬奥病房全员出动，迅速进行合理分工及人员分配，为同时接诊即将前来的两位患者做好准备。

经过评估，我们排除了有胸痛和呕吐症状的K先生患急性冠状动脉综合征的可能。因为患者呕吐咖啡样物，潜血化验为阳性，诊

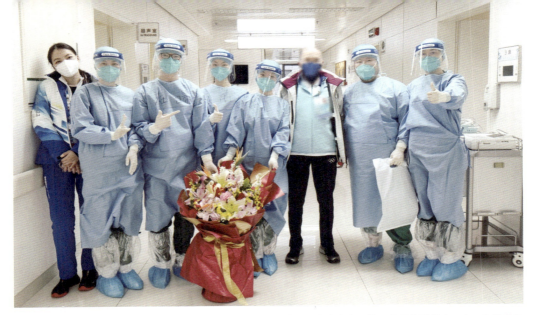

G 先生与冬奥病房医护工作者合影留念，右一为钱君岩

断为上消化道出血。由于 K 先生预订了第二天的机票准备回国，为了在最短的时间内稳定病情，病房在两次多学科会诊后，决定进行急诊胃镜检查，探明上消化道出血的原因。医务处紧急召集消化内科、麻醉科和心内科等科室共同进行术前讨论，并与患者进行了充分沟通，最终决定在气管插管全身麻醉条件下进行胃镜检查，明确出血部位和原因。所幸的是，胃镜检查未发现活动性出血病灶。在给予患者止酸、保护胃黏膜和胃肠动力的药物后，患者的病情得到迅速改善。

与此同时，原计划 17 点来就诊的 G 先生也到达了协和医院，我与肖一丁医生负责接诊。G 先生是一位 80 岁的年长患者，因严重腰痛，就诊时只能躺在病床上。他的双侧听力都很弱，我和肖大夫全程趴在他耳边进行病情询问。随后骨科、麻醉科和康复医学科分别对 G 先生进行了详细评估。经过多科讨论，考虑 G 先生患有腰背肌筋膜炎，我们随即完善了腰椎核磁共振检查，分别由麻醉科和康复医学科给予物理治疗，并为其调整了药物治疗方案。经过治疗，G 先生的腰痛得到了明显改善，离院前已经可以自主翻身和下床。

当我们结束所有医疗工作回到值班公寓时，已接近午夜时分。同事们为我和侍效春点亮了生日蜡烛，唱响生日快乐歌。零点的钟声敲响，一个特别难忘的生日悄然过去，虽然亲人不在身边，但我有协和大家庭的陪伴，有成功救治患者的喜悦，

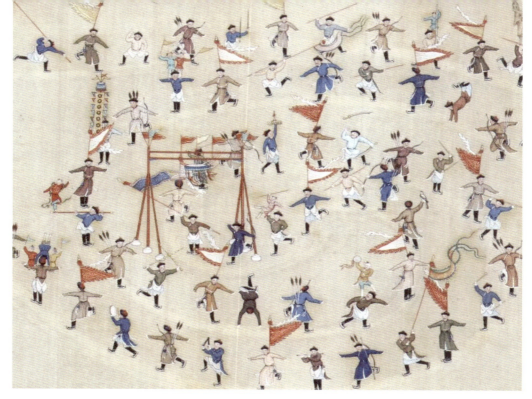

钱君岩向 G 先生介绍的故宫冰嬉图

这已成为我最难忘的生日。

2 月 13 日，G 先生归国前最后一次复诊，出于对 G 先生送生日花的感谢，我也回赠他一个以故宫冰嬉图为题材制作的咖啡杯，并向他介绍了冰上运动在中国的悠久历史。G 先生非常喜欢这个礼物，对中国的传统文化和冰雪运动表现出极大的兴趣和关注，并表示，北京协和医院有温度、高质量的医疗服务给他留下了深刻的印象。

赠人玫瑰，手有余香，医疗何尝不是如此呢？在和 G 先生的互动中，我体会到北京冬奥会不仅是一场体育盛事，也是美美与共的文化盛宴，更是增进国际友谊的桥梁，蕴含着一起向未来的共同力量！

铭记这跨越山海的友谊

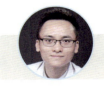

陈罡　洲际医疗站医疗官，肾内科副主任医师。

回眸时光，三分是回忆，七分是美梦。

奥运医疗保障的日子是充实的。每天忙碌着，看好多资料，参加好多会议，接触好多新知识，解锁好多新技能。可以喝大量的咖啡，可以通宵，可以看到朋友圈里善意的语句，可以收到医院温暖的关怀，可以为了一件事情和其他人据理力争，又可以转身就握手言和。可以有好多好多——简言之，在协和大家庭的支持下，可以毫无顾忌又毫无保留地为了一个目标而前进。

这个目标，便是奥运盛会的成功举办。

医疗保障，是大型体育赛事中的重要环节，在当今疫情背景下则显得更为重要。从 2021 年 10 月借调至奥组委算起，史迪、蔺晨和我已经为冬奥会共同奋斗了 150 多个日子。我们风雨同舟，日夜兼程，带着协和人的斗志和骄傲，投入场馆建设，为奥运开赛作充分准备。

2022 年 1 月 22 日，奥运正式闭环，我和蔺晨分别带着两支协和的"梦之队"进驻场馆。时值春节，年味儿变了样。我们在异乡和家人共赏月圆月缺，在电话的陪伴中嘱咐父母慢点儿变老。2 月 4 日，当开幕式上圣火点燃，冬奥主题曲《雪花》奏响之时，我们和冬奥的故事也进入了高潮。

就在这个正月，128 名协和人奔赴不同场地，奥运场馆里四处闪现着他们忙碌的身影，协和人付出的是汗水与辛劳，收获的是跨越山海的友谊。

同舟共济扬帆起，乘风破浪万里航。大家庭住地里，协和医疗队和120团队"双剑合璧"，其利断金。在服务奥运的55个日夜里，我们共接诊400余名患者，转诊50余例，急症转运9人，组织现场急救7次。相应地，我们也收获了近80封感谢信，3面锦旗，数次来自奥组委和卫健委的点名表扬，以及一次次来自外方口中真诚的"Thank you"。这一串串数字背后，有闭环外史迪的出谋划策，有协和大后方的通力支持，有闭环内队员们在隔离衣下辛勤的汗水，更有我们藏在口罩背后释怀的笑容。

奥运的医疗保障生活是一口香醇的烈酒，火辣辣地下肚后，嘴里荡着浓浓的余香。奥运生活中有些瞬间，一旦过于美好，就不能称之为偶然，而是贵以为幸运。

2月20日闭幕式前，场馆医疗团队收到巴赫团队的邀请，前往巴赫先生的会议室参加答谢。巴赫先生祝贺中国获得九金的佳绩，还风趣地说："中国队首金时我刚好看了比赛，中国队获第九金时我也在现场，我简直就是中国队的吉祥物！"

巴赫先生与协和医疗团队互赠礼物

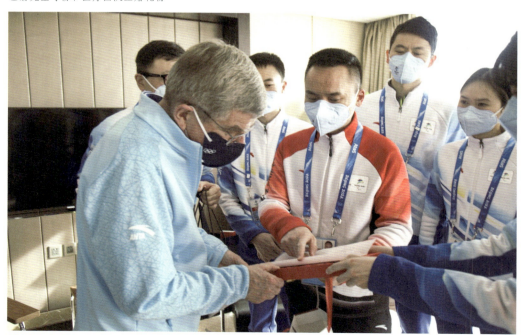

他一一为我们赠送礼物，感谢协和团队为此次盛会保驾护航，亲笔提下："Thank you very much for caring and keeping us healthy."（感谢你们照护我们的健康。）我们也代表协和医院回赠了张抒扬院长亲自挑选的礼物：协和百年院庆的领带、丝巾、纪念章和邮册。巴赫先生饶有兴趣地听了我们介绍这些礼物的寓意，当我们提到协和医院老楼建筑群从原来的 King's palace（王室宫殿）演变为 The palace of modern medicine in China（中国现代医学的殿堂）时，巴赫先生露出赞许的表情，并与我们拍照留念。

医疗站团队的现场急救能力、外语交流能力，以及协和大后方的强大支撑，早已给奥林匹克外方医疗团队留下深刻印象。国际奥委会首席医疗官理查德·巴吉特先生率领团队成员先后前往两个医疗站合影，双方互赠感谢信，巴吉特先生在接到我们附上的每个人签名的感谢信后，现场一个字一个字地读出内容，感动地和我们互行撞肘礼，并说："期待疫情早日结束，下次相见时，我们能够脱掉口罩互相拥抱。"当 2 米高的巴吉特先生在告别时刻说出这种感人的话语时，平添《再别康桥》似的惆怅和"天下谁人不识君"的气度。

同样的感动流淌在另一个"大个子"日本奥委会主席山下泰裕的口中。原本是柔道运动员的他在经历两次疫情中的奥运后，道出诗意浓浓的话语："一路泥泞地走过来，已不是悯春悲秋的那个年纪。还是感动于北京的奥运，医疗的护航为此次盛会做出很大贡献。"

"零差错、打胜仗、终凯旋"，这是吴沛新书记在冬奥闭环前提出的希冀，奥运结束，

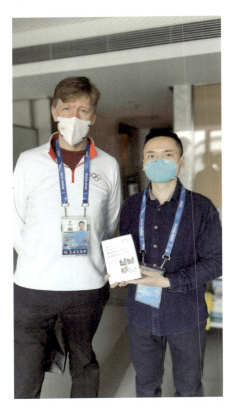

国际奥委会首席医疗官巴吉特先生向陈罡赠书

临出闭环时，我们挥手告别住地，脸上洋溢着自豪的笑容：协和医疗队做到了！

　　本质上讲，奥运会是一个大型"展览"，在一段集中的时间内，不仅有一场又一场精彩绝伦的比赛，体现着"更快、更高、更强——更团结"的奥运精神，更是无私、忘我和奉献的美好品德的集中展示。而在这次疫情大背景下的人类盛会，又孕育着希望和永不妥协。正如"奥林匹克之父"顾拜旦所言，古希腊人组织竞赛活动，不仅是为了锻炼体格和展示一种壮观场面，而且是为了教育人。每隔四年，奥运的圣火点燃又熄灭，此间的人们也在短暂而美好的"展览"中一次又一次感受美好、力量和心灵的洗涤。

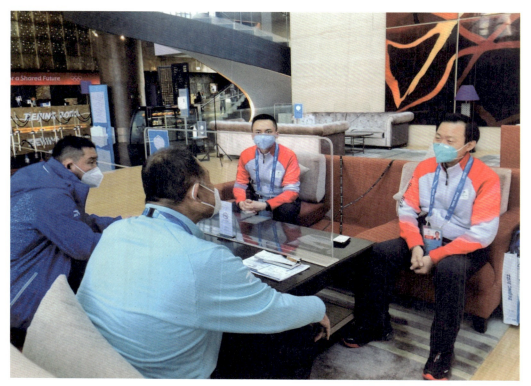

陈罡为日本奥委会主席山下泰裕介绍 AED

　　　　　　　　　　　　　　　　　　　　　　　　　　协和冬奥日记

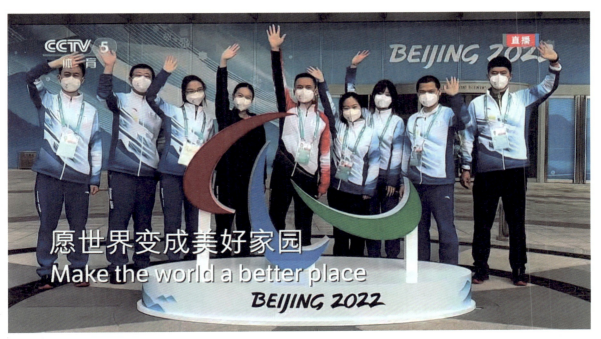

奥林匹克大家庭场馆医疗站队员们挥手告别北京冬奥会、冬残奥会

时光如流星般匆匆划过，但总有一些东西会在生命中留下些许亮光，就如同此次冬奥。当闭幕式中圣火熄灭，《雪花》主题曲再度响起之时，身边年轻的志愿者开始泪目，各个国家聚在一起的人们即将分离，但曾经靠近的心灵不会因为时空而变得遥远，曾经亲切而淡淡的甜蜜不会变得陌生。在冬奥里燃烧的医疗服务，以其热情与真诚给予生命珍贵的点滴，即便垂暮老者之时，也能在夕霞满天、清茶袅袅里回忆起这段曾经燃烧过的岁月。相信在冬奥中服务的协和人都有属于自己的信仰，这信仰是承载我们的船，让我们看见每一滴跃动的水花在阳光中挥舞着灿烂。

铭记这跨越山海的友谊

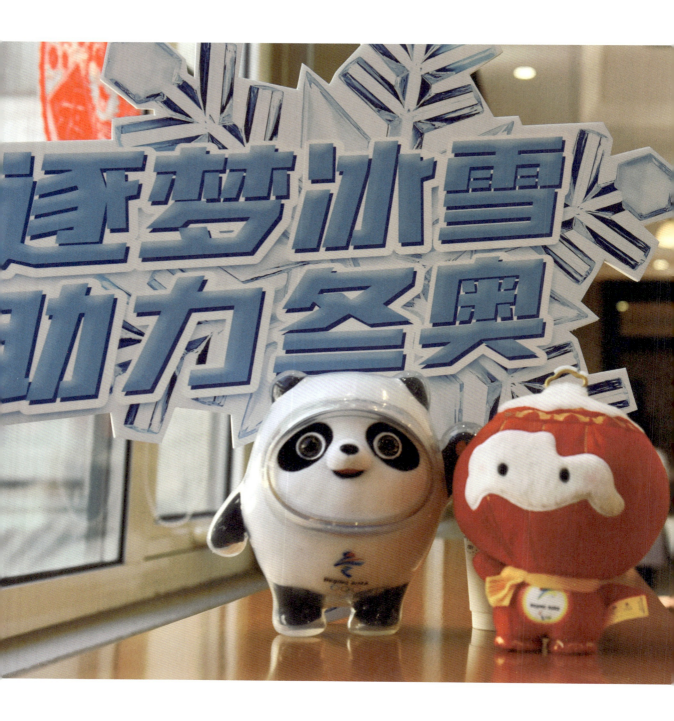

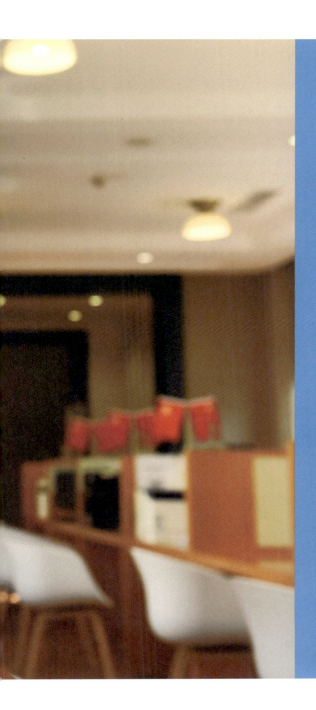

附 录

协和冬奥大事记

2015 年 3 月
22—29 日

作为北京冬奥会医疗服务主题陈述人，整形美容外科龙笑圆满完成陈述任务，她的精彩陈述为成功申办冬奥做出贡献。

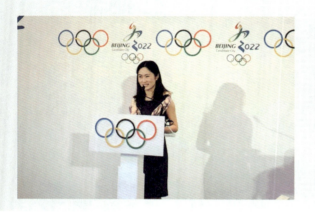

2019 年
1 月 21 日

5 位医护人员成功入选中国第一支滑雪医生团队，开始雪上技能训练（左起：神经外科邓侃、麻醉科车璐、胸外科何嘉、骨科李其一、国际医疗部任广为）。

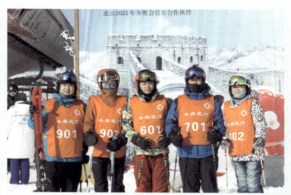

2022 年
1 月 15 日

2022 年 1 月 7—15 日，医院感染管理处、医务处、后勤保障处等多次前往冬奥会定点酒店，面向场馆医疗站开展全要素、全流程防疫培训演练。通过对穿脱防护服的流线管理和设施管理，实现时间和空间跨度的缓冲区功能。通过对全员进行穿脱防护服的培训及演练，强化了自我防护的意识和能力。

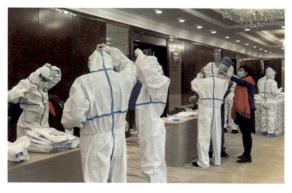

2022 年
1 月 14 日

北京协和医院冬奥会、冬残奥会医疗保障工作动员会召开，图为场馆医疗站保障团队合影。

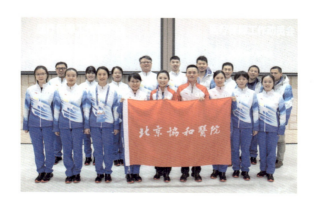

2021 年
7 月 23 日

由副院长杜斌牵头，北京协和医院 2022 北京冬奥会、冬残奥会筹备工作例会第一次召开。

2021 年
10 月 28 日

中国冰雪医疗卫生保障定点医院授牌仪式举行，北京协和医院正式成为"中国冰雪医疗卫生保障定点医院"。

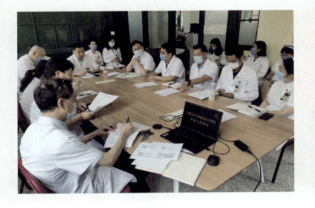

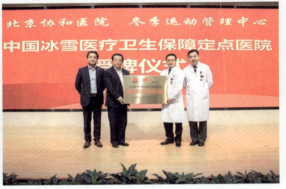

2022 年
1 月 7 日

协和冬奥病房接收的第 1 例患者，是一位手外伤的外宾。训练有素的医护人员圆满解决了患者的就医诉求。患者伤口如期愈合，对协和多次表达了感谢。

2021 年
12 月 24 日

北京协和医院冬奥病房正式揭牌，该病房将在赛事期间为转运患者提供医疗服务。

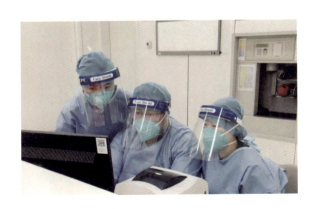

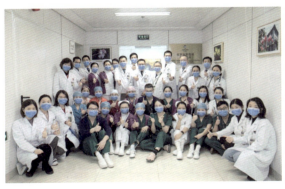

协和冬奥大事记

2022 年 1 月 15—18 日，在医务处、急诊科和教育处的大力支持下，医疗站保障团队接受了为期 4 天的急救培训。

奥林匹克大家庭场馆医疗站团队在教学楼下整装待发，即将开启为期 2 个多月的冬奥会、冬残奥会医疗保障工作。院长张抒扬、副院长杜斌到场为队员们送行。

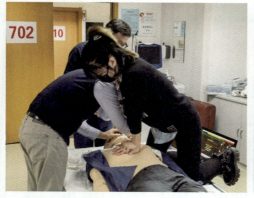

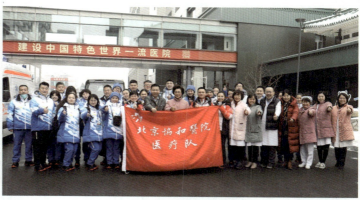

第 24 届冬季奥林匹克运动会开幕式举行，现场保障组圆满完成医疗保障任务，各医疗站点平稳运行。全体院领导、中层干部、科主任和各值守人员在坚守岗位的同时收看开幕式。

傍晚，钓鱼台住地保障和随行保障医疗队出发。

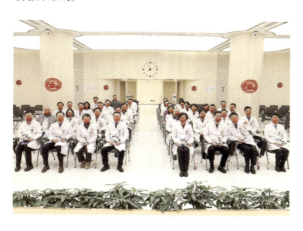

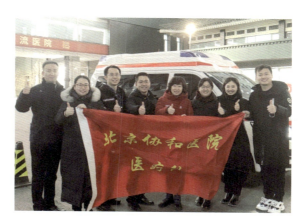

**2022 年
1 月 23 日**

刚刚进入闭环的医疗站团队从搬运、清点、组装防疫物资，到摆放抢救箱药品、张贴手卫生、防疫标识，再到放置患者接待床、接待车，设立患者流线指示、测温门。在队员们的精心布置下，医疗站顺利建站。

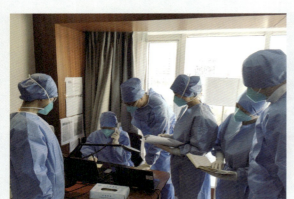

**2022 年
1 月 29 日**

通过六地视频连线，全体院领导向已经进入赛时状态的协和冬奥医疗保障团队们致以新春的祝福和诚挚的问候，协和大后方永远是他们最坚强的后盾。

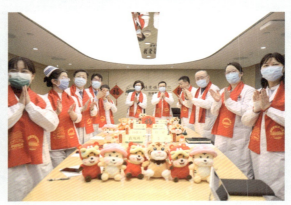

**2022 年
2 月 2 日**

副院长杜斌、感染内科党支部书记刘正印在首钢园进行北京冬奥会火炬接力。

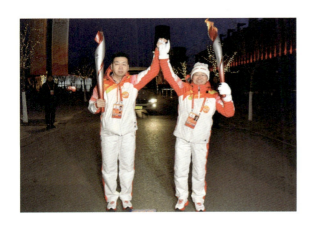

**2022 年
1 月 31 日
（除夕）**

重症医学科主治医师汤铂赴延庆医院全力救治危重外籍患者，直到 2 月 2 日（大年初二）离开延庆医院。

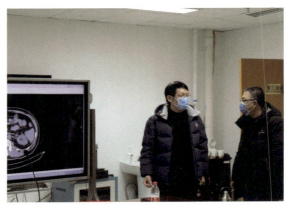

协和冬奥大事记

2022 年 2 月 2—7 日

北京协和医院高质量完成相关国宾团医疗保障工作。

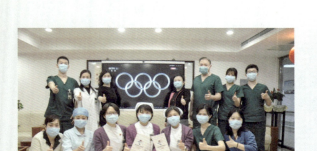

2022 年 2 月 19 日

日本奥委会主席山下泰裕一行 4 人在共青团中央国际联络部部长万学军的陪同下，与协和医疗队亲切座谈，称赞中国奥运和医疗保障。

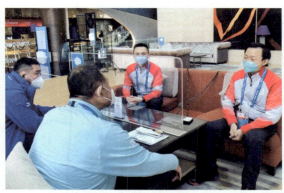

2022 年 2 月 23 日

医院后勤人员更换了冬残奥病房标识，标志着北京协和医院正式进入冬残奥医疗保障时间。

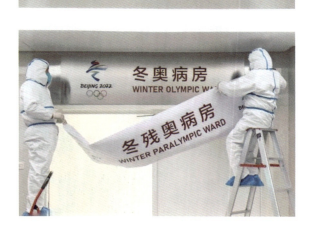

五洲医疗站关站清空，队员们在曾经熙熙攘攘的医疗站内合影留念。洲际医疗站将继续服务至冬残奥会结束。

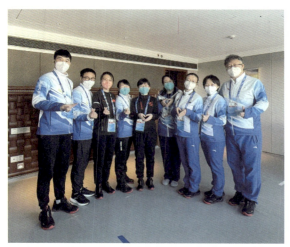

协和冬奥日记

奥林匹克大家庭场馆医疗团队收到国际奥委会主席巴赫的邀请参加答谢。巴赫先生向协和医疗保障团队赠送礼物，感谢中国医护为此次盛会保驾护航，亲笔提下："Thank you so much for caring and keeping us healthy.（感谢你们照护我们的健康）"团队代表协和医院回赠了张抒扬院长亲自挑选的礼物：协和百年院庆的领带、丝巾、纪念章和邮册。

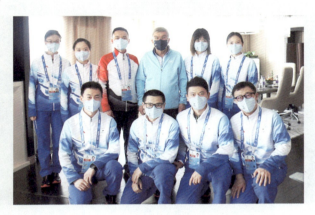

2022 年

2 月 20 日

伴随盛大焰火腾空而起，国家体育场上空呈现出五环形状、"天下一家"中英文字样，歌声、掌声、欢呼声响彻云霄，鸟巢成了欢乐的海洋。党委书记吴沛新、副院长杜斌及部分在院值守人员共同观看闭幕式。

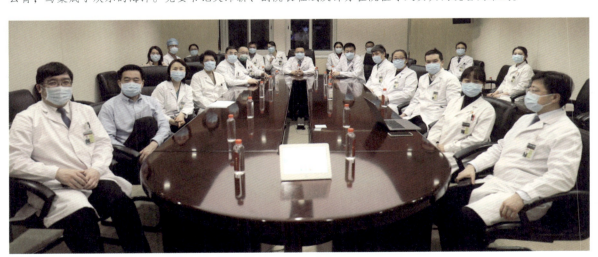

高山滑雪场完成向残奥高山滑雪场的转换，迎来冬残奥会高山滑雪滑降项目的第一个官方训练日。图为中国坐姿运动员在出发点。

2022北京冬残奥会盛大开幕。北京协和医院部分值守人员在教学楼314会议室集中收看开幕式，为实现"两个奥运、同样精彩"的庄严承诺做好应急值守工作。

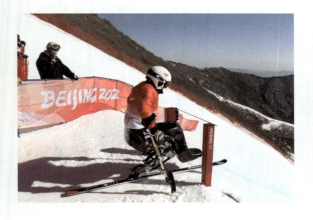

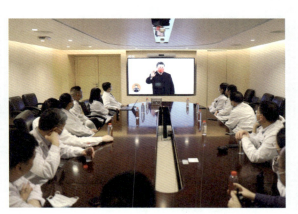

**2022 年 3 月
9—10 日**

洲际医疗站为闭环内工作人员开展义诊和健康筛查，共接待就诊咨询近 80 人次。共青团中央国际联络部万学军部长对协和医疗队的精湛医术和周到服务给予高度评价。

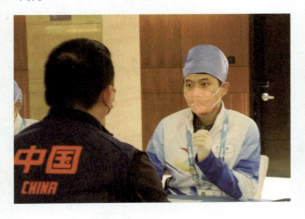

**2022 年
3 月 13 日**

现场保障组圆满完成冬残奥会闭幕式医疗保障任务，为协和冬奥、冬残奥医疗保障服务划下圆满的休止符。

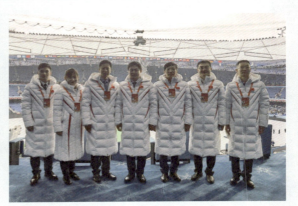

**2022 年
4 月 25 日**

128 名协和冬奥医疗保障队员全部返岗，与院领导在协和西门合影。

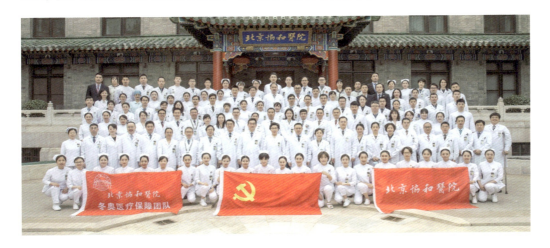

协和冬奥保障队员名单

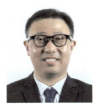
白 炜
风湿免疫科

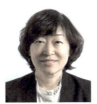
常 青
医务处

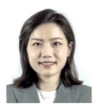
车 璐
麻醉科

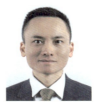
陈 罡
肾内科

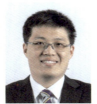
陈少博
外科

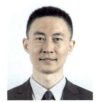
陈伟杰
基本外科

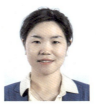
戴晓艳
国际医疗部

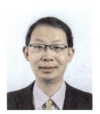
戴 毅
神经科

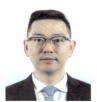
邓 侃
神经外科

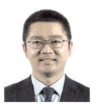
董玉雷
骨科

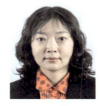
杜 微
重症医学科

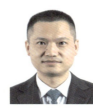
范俊平
呼吸与危重症医学科

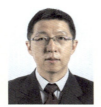
费贵军
消化内科

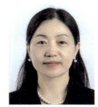
高劲松
产科

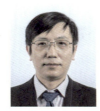
高 鹏
心内科

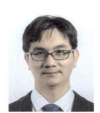
何怀武
重症医学科

何 嘉
胸外科

金晓峰
心内科

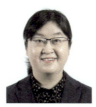
李 玲
心内科

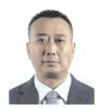
李其一
骨科

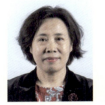

李玉秀
内分泌科

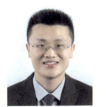

李子全
外科

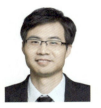

梁锦前
骨科

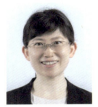

蔺 晨
基本外科

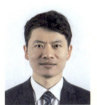

刘安雷
急诊科

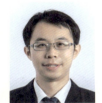

刘业成
急诊科

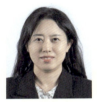

刘志丽
血管外科

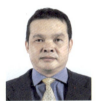

隆 云
重症医学科

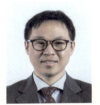

彭慧明
骨科

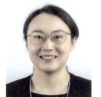

钱君岩
内科

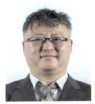

芮 曦
重症医学科

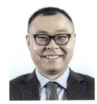

石 穿
内科

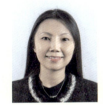

史 迪
急诊科

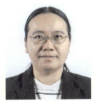

侍效春
感染内科

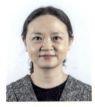

田欣伦
呼吸与危重症医学科

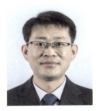

田 旭
耳鼻喉科

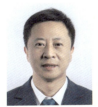

王维斌
基本外科

王 曦
内分泌科

王紫倩
风湿免疫科

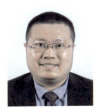

肖一丁
整形美容外科

协和冬奥保障队员名单

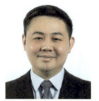
徐 军
急诊科

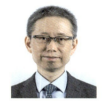
徐凯峰
呼吸与危重症医学科

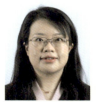
杨 辰
血液内科

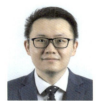
杨晓曦
内科

郑志博
国际医疗部

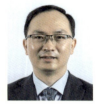
钟逸锋
妇产科

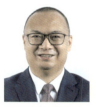
周 翔
重症医学科

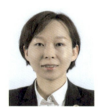
白珊珊
保健医疗部

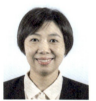
薄 琳
保健医疗部

陈灿耀
国际医疗部

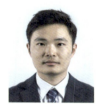
崔永豪
保健医疗部

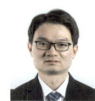
杜 旸
国际医疗部

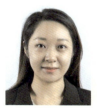
谷 婷
国际医疗部

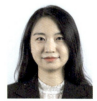
何 叶
心内科

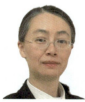
胡宇翔
国际医疗部

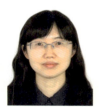
贾承玲
保健医疗部

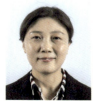
李宾宾
国际医疗部

李芳芳
肾内科

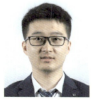
李高飞
国际医疗部

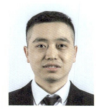
李 浩
保健医疗部

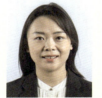
李洪娜
MICU

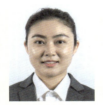
李 慧
基本外科

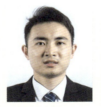
李 俊
国际医疗部

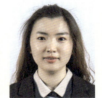
李树亚
急诊科

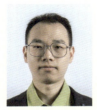
李 巍
国际医疗部

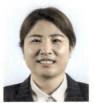
李影超
肾内科

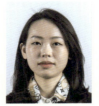
李 昭
国际医疗部

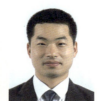
李 真
基本外科

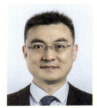
李尊柱
重症医学科

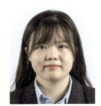
刘佳珍
神经科

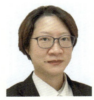
刘 熹
国际医疗部

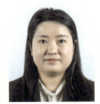
刘志颖
妇科

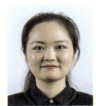
陆星瑶
国际医疗部

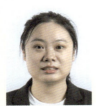
马昱晨
骨科

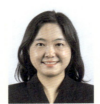
任广为
西单院区国际医疗部

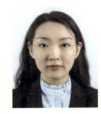
荣珊珊
国际医疗部

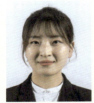
申彦雅
国际医疗部

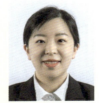
石 妍
急诊科

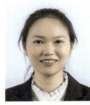
宋丹萍
基本外科

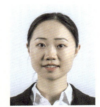
宋 萌
消化内科

协和冬奥保障队员名单

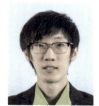
王 超
国际医疗部

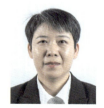
王 玲
重症医学科

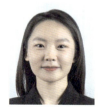
王梦瑶
国际医疗部

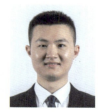
王 彭
国际医疗部

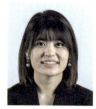
王思浓
国际医疗部

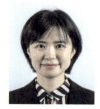
王 欣
国际医疗部

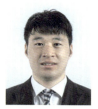
位 涛
心外科

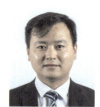
魏长云
急诊科

吴仕玉
国际医疗部

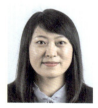
肖 文
保健医疗部

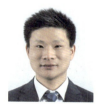
肖志源
神经外科

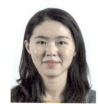
谢海燕
眼科

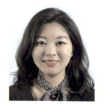
徐晨晨
国际医疗部

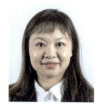
徐 茜
国际医疗部

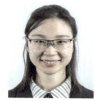
闫 丽
保健医疗部

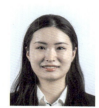
杨 璐
国际医疗部

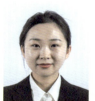
杨新颖
国际医疗部

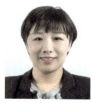
姚 佳
国际医疗部

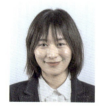
于 彤
保健医疗部

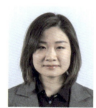
曾耀鑫
国际医疗部

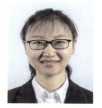
张 娜
呼吸与危重症医学科

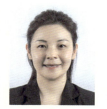
张 天
国际医疗部

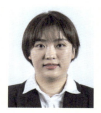
张亚娜
国际医疗部

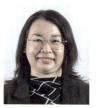
张 莹
心内科

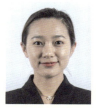
张 悦
国际医疗部

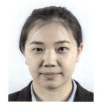
赵 晶
骨科

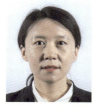
周 煛
儿科

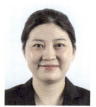
周 跃
肾内科

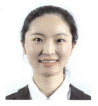
朱丹阳
国际医疗部

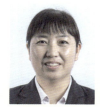
崔爱叶
国际医疗部

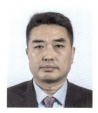
李振生
后勤保障处

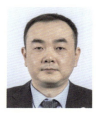
刘虹晖
后勤保障处

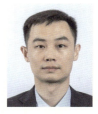
田超锋
后勤保障处

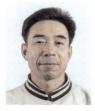
王付明
后勤保障处

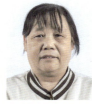
王菊兰
后勤保障处

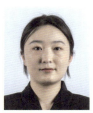
王 扬
国际医疗部

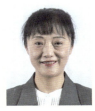
尉安琪
国际医疗部

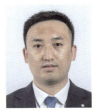
辛 磊
后勤保障处

图书在版编目（CIP）数据

协和冬奥日记 / 张抒扬 , 吴沛新主编 . — 北京 : 科学普及出版社 , 2023.3

ISBN 978-7-110-10519-1

Ⅰ . ①协⋯ Ⅱ . ①张⋯ ②吴⋯ Ⅲ . ①冬季奥运会—医疗保障—北京— 2022

Ⅳ . ① G811.212 ② R199.2

中国版本图书馆 CIP 数据核字 (2022) 第 217591 号

策划编辑	宗俊琳　王　微
责任编辑	孙　超
文字编辑	方金林
装帧设计	佳木水轩
责任印制	徐　飞

出　　版	科学普及出版社
发　　行	中国科学技术出版社有限公司发行部
地　　址	北京市海淀区中关村南大街 16 号
邮　　编	100081
发行电话	010-62173865
传　　真	010-62179148
网　　址	http://www.cspbooks.com.cn

开　　本	787mm × 1092mm　1/16
字　　数	154 千字
印　　张	14
版　　次	2023 年 3 月第 1 版
印　　次	2023 年 3 月第 1 次印刷
印　　刷	运河（唐山）印务有限公司
书　　号	ISBN 978-7-110-10519-1 / G·4364
定　　价	108.00 元